JN102210

かんもくの声

入江紗代

学苑社

まえがき

〈家では普通に話せるが、園や学校では話せなくなる〉

27歳のある日、パソコンのモニターを前に衝撃が走った。何気なく目にしたサイトに、場面《ばめん》緘黙《かんもく》の文字があった。それから8年間、私は日々、場面緘黙について考えている。

それは濃密な自分ごとだった。過去の体験や、長年の悩み苦しみの一部は、場面緘黙によるものだと腑に落ちた。同時に、場面緘黙経験者としての活動は、私の人生や体験を通して、場面緘黙とは何かを考える試みでもあった。

本書の内容は、私の主観や体験に根ざしている。それゆえ偏っているし、典型的な場面緘黙の話ではない。私に起きた出来事は、場面緘黙の人に起こる可能性のひとつでしかない。だが同時に、多くの場面緘黙の人・場面緘黙でない人に起こっている出来事も、含まれているかもしれない。そんな思いで、自身のことを振り返りながら書いた。

場面緘黙で苦しんでいる人が、世界で自分ひとりだけの悩みではないと思えるよう、そして多くの人に場面緘黙の困難が伝わるよう、当事者・経験者が声を発していく必要も感じ続けている。

また、私は多くの当事者・経験者から場面緘黙の体験談を聴きたいと思ってきた。自分の体験のみに依拠した場面緘黙の理解には歪みや限界がある。しかし、自分のことを話さなくては、何だか申し訳ないようで聴きづらい。それゆえ、「まずは私の体験談を話すね」という感覚で、この本を書いた。場面緘黙といっても、ひとりひとり状態像は全くちがう。もちろん、性格もちがう。当事者同士であっても、共感できる部分もあれば、できない部分もあるだろう。

私は自信がない。情けないし、自己中心的だし、どうしようもない部分も多々ある。だが、こんな人間でも、どんな人であっても、生きて、誰かに何かを伝えようとしてもよいのではないだろうか。私には「話したくても話せなかった」経験を通した、「話したいこと」「伝えたいこと」があり、その想いは強い。

第1章では、場面緘黙と出会い、場面緘黙とは何か、感じ考えたこと。第2章、第3章では場面緘黙と共存しながら生きてきた道すじ。第4章では話せるようになったあとの苦労や、後遺症について。第5章では、活動やメディアについてなど、場面緘黙と社会について書いている。

拙くはあるが、本書を通して、少しでも場面緘黙について知ってもらえたならば幸いだ。また、本書が場面緘黙のことを考え、話し合うきっかけとなれたならば、とても嬉しい。

入江　紗代

目次

第2章 場面緘黙の日々

第4章

場面緘黙のあとに　177

第5章

場面緘黙と生きる

第1章

場面緘黙と出会う

1　大半は正体を知らないで過ごしてきた

学校が近付く。感情が勝手に箱の中にしまわれていく。教室が近付く。今度は心のシャッターが降りたかのように無表情になっていく。不安と緊張で体に力が入らない感じがする。心はざわざわと落ち着かない。気が付くと、めいめい誰かと会話しながら過ごす中、私ひとりだけが石のように固まっている。学校では、自分の声も言葉も、気持ちも感情も、全部出せなくなってしまう。だから、ほとんど話せないし、話さない。家では、うるさいくらいおしゃべりなのに。それに、近所の幼なじみたちとは、いつも元気に遊んでいる。

幼い頃から生きづらい。とくに人との関わりにはいつも消耗し、疲弊してきた。人に対して、集団に対して、底知れない不安や恐怖を感じる。緊張すると、頭が真っ白になって、固まってしまう。振る舞うことや話すことがうまくできなくなる。そんな自分の弱さを呪いながら、同時に、得体の知れないものに支配され続けているような感覚もあった。私の漠然とした生きづらさに正体があったなんて、全く思いもよらなかった。

27歳のあるとき、3つ下の妹が私の職場まで電話してきた。職場に直接連絡してくるのは初めてのことで、何事かと驚いた。聴くと、大失恋し、かなり落ち込んでいるらしい。妹に会うと、破滅的な気持ちにとらわれ落ち込み切っていた。いくら声をかけてなだめても彼女には届かず、私は途方に暮れた。明け方、すがるような気持ちで恋愛心理学のサイトを検索してみた。今の妹に、一体どんな言葉ならば届くのだろう。目を凝らし必死で読んでいたページの隅に、場面緘黙症の文字があった。私はその文字が目に入った瞬間、何故かギクッとして、胸騒ぎがとまらなくなった。嫌な予感と、良い予感。両方に包まれるような気持ちで、その文字をクリックした。何となく、直感した。これはきっと、私のことなんじゃないか……。

場面緘黙症《ばめんかんもくしょう》。どうやら、家庭では普通に話せるのに、幼稚園・保育園や学校などの社会的な状況で話せなくなる症状のことらしい。

雷に打たれたような衝撃と、そこはかとない安堵感が押し寄せてきて、体の力が一気に抜けていった。場面緘黙症。その定義は、私に当てはまる。そうか！　やっぱり！　と、言葉にならない気持ちを噛みしめた。呆然として、床に大の字に寝転んだ。そのまま天井を見つめていると、頭の中にたくさんの過去が巡ってきた。様々な気持ちが湧き出すのを止められず、心の中はいつまでも鎮まらない。

27年間。身も心も、ぎゅうっと縮こまって過ごした子ども時代。いつも、どんな場所にいても居たたまれなかった。気が付いたら大半のことに絶望していて、生きることが、ずっとうまくいかなかった。常に人間関係に悩み、学校や教室に自分をがんじがらめにされていた。ただ黙っていた私は、受け入れられることも、理解されることもない。孤独に耐える日々に、死にたい、消えたいと何度も思った。私はきっと恵まれているのに、こんなこと思うなんて。甘えだろうか。そう自分を責めていたこともある。だけど、「自分を出せなくなる」という得体の知れない苦しさは、世界で私だけの悩みではなかった。性格や人間性の問題でもなかった。私が悪い訳でもなく、出来が悪い訳でもなく、症状を恥じる必要はないのだ。もちろん、性格や人間性に歪んだ部分もあるだろうが、ずっと場面緘黙の生き苦しさの上に、私はいた。その間ずっと、底なしに自己否定し続けてきた。世界一劣った存在だと自分をなじりながら幼稚園に通い、そのまま自信のもてない大人になった。

もっと早く知っていれば何かが変わっていただろうか。これほど長い間苦しまずに済んだのだろうか。誰かから、私の求める助けや支え（どんな助けが必要だったのだろう）が得られたのだろうか。人生で最も苦しんだ瞬間に、救いがあったのだろうか。想像ができない。現在はほぼ話せるようになっているし、今さら知っても遅過ぎる。取り返しのつくことなど何もないほどに、私は逃避し切って、苦しみ切った。その結果、向ける方向がどこにもなくなって、前を向いて這いつくばってきた。

私以外にも、私と同じような悩みを抱える人がたくさんいる。世界中にいる。信じられない。でも、昔から私と同じような苦しみをもつ人は必ずどこかに存在する気もしてきた。やっぱり、いたんだ。複雑な気持ちが次々と押し寄せてくる。私は場面緘黙だったんだ。今さら知った悔しさ。過去にとらわれてきたしんどさ。私ひとりだけの悩みではないという驚き。研究や支援がなされていることへの安堵。場面緘黙を知って、私の生きづらさはほんの少しでも解明されるのだろうか。今より生きやすくなれるのだろうか。過去の自分と今の自分の姿が次々浮かんでは、消えた。


もっと場面緘黙について知りたい。自分以外の当事者の話を聴きたい。できれば実際に会ってみたい。苦しんだ過去と今の自分のために、何ができるだろう。どこかで現在も苦しんでいる人がいる。微力でも何かできることはあるだろうか。場面緘黙を知ってしばらくすると、そんな気持ちが泉のように湧き出してきた。自分の主体性をこれほどまでに強く感じたのは、今までで初めてかもしれない。自ら何かしたいという衝動が、自然と強く溢れてくる。

さっきまで27年間も、世界でたったひとりだけの苦しみだと思って生きてきたのに。この地球上には、たくさんの場面緘黙の人がいるんだ。何て不思議なんだろう。まだ信じられない。

世界は変わっていないのに、世界が変わったとしか思えない。場面緘黙を知った。その瞬間から、私の道筋は大きく変わっていった。気が付くと、私は夢中で場面緘黙の知識や情報を収集していた。実際に自分以外の当事者とコミットしたいと思い、*かんもくの会や、**かんもくネットにも入会した。

家にいるときのように話せない。気持ちや表情など自分の素を出せない。緊張すると動作が鈍くなる。輪に入れない。人と打ち解けられない。自分の話をするのが苦手。人や視線が怖い。そういった個々の悩み全体に、おぼろげにもひとつの正体があるなんて、今まで思ったことはなかった。内向的で、消極的で、自意識過剰。対人において、人並みはずれて不器用な性格だと思ってきた。状況によって、話せたり、話せなくて固まったり、極端に変化する自分のことは不可解だったが、怯《おび》えが強く緊張に弱過ぎるせいだと思っていた。そのせいで、いつも学校にいるだけで息苦しい。

学校では、話せるときもあれば話せないときもあった。話せる人もいれば、話せない人もいた。場面緘黙の定義は「話したいけど話せない」と言われることが多い。学校では、家とは別人のように無口で大人しくなる私。だが学校で全く話せないわけではなく、決められたことなら話せた。例えば音読はできるけれどクラスメイトとのおしゃべりは苦手だった。おしゃべりでも、質問をされてひとこと答える程度なら、話せるときもある。だから、場面緘黙に関してよく検索される「学校で話せない」というキーワードは、思い浮かばなかった。場面緘黙という言葉を知らなければ、このように定義されうる悩みだとは思わなかっただろう。何らかの不安症や不安障害かもしれないと思ったことはある。だが、言葉や話すことに関する症状だとは思っていなかった。私の困難は、社交不安や社会不安、視線恐怖や対人恐怖などの不安症や恐怖症、回避性人格障害、気分障害、愛着障害などに近いのではないかと考えていた。例えばASD（自閉スペクトラム症）や吃音といった場面緘黙に関わりの深い症状は、自分には縁遠いものだと思っていたけれど、そうではなかった。また、場面緘黙には日本社会独特の同調圧力が関係するのだろうと直感したが、日本だけの症状ではなく、海外の研究の方がずっと進んで

＊かんもくの会
場面緘黙・全緘黙を巡る諸問題を社会に訴え、解決に取り組む非営利の任意団体。場面緘黙経験者によって、2009年に設立。

＊＊かんもくネット
場面緘黙児支援のための情報交換ネットワーク団体。場面緘黙の症状がある子どもや大人、経験者、家族、教師、専門家が協力しあい、活発な情報交換と正しい理解促進を目指している。2007年設立。

いるということにも驚いた。

過去の私は、生きづらさのどこからどう手を付ければいいのか、正体が見えないから手立ても分からなくて、八方塞がりで苦しんでいた。学校でうまく話せないことを、どうしても自分の力では変えられなくて、自分を傷つけ責めてばかりいた。明日こそは、うまく話せるようになれるかも。やっぱり今日もうまく話せない。変わりたい。変われない。幼稚園入園から大学を卒業する頃まで、毎日何年も繰り返した。自己否定が積み重なって、自分を拒絶することだけが私の生き方になっていく。そんな空虚な日々は途方もなく長く苦しくて、終わりが見えない。

でも、現在はちがう。生きづらさに名前があって、定義があって、同じ場面緘黙の仲間がいる。当事者の会などを通じてコミットできる。場面緘黙というキーワードで、生きづらさや困りごとについて検索することができる。本当にすごいことだ。私は自然に、場面緘黙の当事者になることを選んでいた。名前のない悩みだったけれど、私は今まで絶え間なく場面緘黙について悩み苦しみ、考え続けてきたのだと感じる。

2　秘密と演技

ずっと私の中に居たはずのものが正体を現した。人と関わらなければならないとき、容易《たやす》く私の呼吸を浅くしてくる。まるで、声が喉に詰まるように出にくくなる。実際には喉は詰まっていないはずだが、身体的な理由で声が出ないとしか考えられないほどに話せなくなる。頭よりも先に、条件反射的に身体《からだ》が選んでいる。気が付くと話せない私になっていて、意志ではコントロールできない。

場面緘黙とは何だろうか。場面緘黙の人は、ほとんどの場合、家庭では普通に話せる。だが、園や学校、職場など特定の場面において、不安や恐怖によって話せなくなる。体がうまく動かせなくなる緘動という症状もある。家族と話せなくなる場合もあるし、家や学校などでも話せない全緘黙の人もいる。緘黙は、生まれつき不安になりやすい気質が原因とされ、家庭環境や親の育て方、虐待などのトラウマが原因ではないとされている。また、多くの場面緘黙の人のベースには、社会不安障害などの不安症があるのではないかと言われている。

固まってしまうことは、不安や恐怖に対する生き物の防衛本能でもあるという。不安や恐怖に直面した際、一時的に固まることで不安を下げているそうだ。つまり緘黙は、死んだように見えて、本能的には生きようとしている。強烈な恐怖感も、「固まる」という対処法も、生きるために起こる。場面緘黙の人は、ある種の生命力を発動することのできる人たちであって、生き延びるために、たまたま「固まる」という回路を選んでいるらしい。そんなことは27年間、考えたこともなかった。症状に名前があるということは、誰もがなり得る可能性とも言える。そう思うと、今まで否定してきた自身の場面緘黙傾向に、人間らしさとも受け取れる安堵感がもてた。

私の場合だが、人前で話すことが恥ずかしいというよりは、恐いという気持ちの方がしっくりくる。不安や恐怖を感じること、緊張することは誰にでも起こる。危険を回避するために必要な感情であり、感じない人はいない。だが、多くの人は話す場面で「固まる」「声が出なくなる」ほどの恐怖は感じないのだろう。同時に、誰もが感じる不安や恐怖の延長線上に場面緘黙はある。多くの人は無意識のうちに、強い緊張状態を体験したことがあるだろう。例えば、緊張した瞬間に声が出にくくなったり、頭が真っ白になって言葉が出てこなくなってしまったり、といったことはよくある。そんなときは、瞬間的、あるいは短時間で緊張状態を脱すると思う。だが、場面緘黙は心身の強い緊張が常に持続している状態に近い。また、私は緊張を感じていない場合でも、緘黙が出ることがある。意に反して、緊張を解除するスイッチの効きが弱いのか、あるいはスイッチが見つけられないと感じる。場面緘黙は、不安や恐怖を感じる脳の部位である扁桃体《へんとうたい》に起因するとも言われる。たまたま、不安や恐怖に対して「固まる」「声が出なくなる」といった反応が人より強く出てしまっているだけで、場面緘黙は異常ではないと思う。

「自分を出す」恐怖の根源は、傷つきやすさにあって、他者に否定されることと身の危険が結び付いているのではないだろうか。他者に否定されることが滅茶苦茶に恐ろしいと感じるし、実際に自分への否定を感じたときは、身を切られたかのように胸が痛む。些細なことも、全人格や存在を丸ごと否定されたかのように受け取ってしまうことも多い。落ち込むと、頭の中に霞がかかったように思考力が低下していくこともある。失敗や間違いを指摘されることも自分への否定に感じるので、何かをすることがとても怖い。私の場合ではあるが、場面緘黙とその他の特徴が混ざり合い、「話せないこと」「周りの子と同じようにできないこと」が、「何の取り柄もないこと」「価値のない私」といった意識に直結してしまった。入園して間もなく、奈落の底へ突き落とされたような気持ちだった。

発話や対話への恐怖、自己表現や感情表現への恐怖も強い。恥ずかしい気持ちもあるが、それよりも自分について（ほんの些細なことでも）他者に知られる＝話し声を聞かれる・見られることがとても怖い。素の自分を知られないように死守したい衝動がある。緊張し、ぎこちなく振る舞う姿を見られるのも怖い。そして、そのような恐怖に常にとらわれ悩んでいること自体を知られるのも怖い。何故か、「素の自分を知られたくない」という怯えや苦悩がバレたら、真に一生の終わりだと強く感じていた。それゆえ教室ではいつも、「何も怖くない。話せないのではなくて話したくないだけ。いろいろなことに関心がないだけ」というフリをしていた。今思えば、症状による不自然さを隠したり、取り繕ったりしたくて「私は大人しい人間なのだ」と虚勢を張っていた。だが、うまく演技しきれてはいなかっただろう。弱さを隠し、誰にも明かせない秘密を抱え、理不尽な気持ちで演技をする日々。演じ切れなさに嫌気がさしても、演技から降りることはできない。私の不自然さはきっと、クラスメイトにも先生にもバレていたはずだ。

私にとって場面緘黙は人生に巣食う最大の苦悩で、最大の秘密だった。何故こんな演技をしなくてはならないのだろうという気持ちの中、必死で秘密を抱え込んだ。この自分にもよく分からない苦しみは、絶対に気付かれてはならない。私はいつも、場面緘黙ではないフリをしようとしていた。ぎこちない自分に気付かれないように、細心の注意を払っていた。心の中では恐怖で死に物狂いなのに、いつも平静を装おうとする。しかも、それほど必死なのに、自分が演技をしている理由も、秘密にしなければならない理由も、正体はよく分からない。素の自分が、勝手に喉の奥に押し込まれていく。自分を隠すこと。「自分を出すこと＝声を出すこと」への恐怖を隠すこと。恐怖していないフリをすること。この「秘密と演技」の態度は、高校に入り、急激に症状が悪化するまで頑なに続いた。

場面緘黙傾向の私は、何とか「普通」になろうとしていたのかもしれない。周りと同じ「普通」になりたくて、親や先生に対しても「普通」でいたくて、決定的な弱点を隠したかったのだろう。第一、私は自分のことを「普通」だと認識していた。「普通」の「良い子」でいなければならないという思いも強い。「秘密と演技」の態度の維持は、私が「普通」だからこそ保たれている居場所を失わないためでもあった。「話せない」「人とちがう」ことで注目されることと、親や先生から私という存在そのものに落胆されることを、最も恐れていた。私は「秘密と演技」を場面緘黙に強いられている。その状態が続くことは、緘黙の私を維持することであり、周りのすべての人からの注目と否定を回避することでもあり、誰にも自分を知られない術でもあった。

一方、入園した瞬間に悟ってもいた。私は周りの子とちがう。皆のように天真爛漫に自由に振る舞えないし、あんなに楽しそうにはしゃげない。私は決定的に何かが皆とちがっている。でも、たぶん私は「普通」なのだ。だけど、「普通」に話せなくなる。本当の私はこうじゃない。家では弾けるように元気だ。外に出せない自分が閉じ込められている。幼稚園に行くと大人しく、人が変わってしまう。気のせいかもと考えてみたが、いつまで経っても周りとの違和感がなくなることはなかった。

3 場面緘黙は見えにくい

話さないことで、わざと黙っている、反抗している、頑固、猫をかぶっている、気取っている、真面目な良い子ちゃん、秘密主義、と受け取られていたかもしれない。だが場面緘黙は意図的に振る舞っている場合とは全くちがう。「わざと」ではなく、意識に反して起こってしまう現象で、不安症状だ。自身でのコントロールはむずかしく、むしろ「嫌でも」なってしまう。大人しさや、人見知り、恥ずかしがり屋とも別物だ。長い時が経過しても、自然と慣れて話せるようになるといったことは少ない。また、不安や切実さがあっても、表情に出せないことが多い。外側や見た目からは、当事者の気持ちは判断できない。だからこそ可能な方法で、本人の意思を丁寧に確認していくことが、支援の場で重要視されている。表情に出なくても、伝えられなくても、嬉しさや感謝を抱いていることもあるし、嫌だと思っていることもある。話すことにフォーカスされたり、意識させられたりすると、声が出にくくなる。話せない・感情表現を抑制してしまうこと以外は他の人と変わらない。話せなくても、存在や気持ちを無視しないで受け入れてほしい。無理に話させようとせず、なるべく自然に接してもらえたら嬉しいという当事者は多い。

場面緘黙が知られていないことによる誤解は日常に溢れている。先生から「どうしてちゃんと話さないんだ」と注意されることもあるし、クラスメイトに「しゃべれないの？」と言われることもある。大人し過ぎることで逆に興味をもたれて、質問攻めにされることもあった。

場面緘黙を知らないとき、自らを地蔵と揶揄していた。「何かによって意図せず変化させられている」「何かしらのパターンや条件によって無口な私が誘発されている」そういった感覚は少なからずあったけれど、自分が選んでいる行動と区別がつかない。人とつるむよりはひとりで過ごしたい方だし、うまく話せない苦しさを避けたい気持ちもある。

中学の頃から心理学に興味をもち調べてみたが、ぴったり当てはまる症状は見つからなかった。やっぱり私の性格の問題なのだろうか。人生を端から毎日潰していくと言っても過言ではない現象。手で掴めない煙は、存在の有無さえ確証がない。傷つくたびに「私が悪い」と自分を責めながら、「いや、本当に私が悪いのだろうか？」と腑に落ちない。場面緘黙を知る前の私は、「言葉を飲み込んでしまう」「集団に放り出されると、途端に前向きさを失ってしまう」と日記に書き綴っている。

ずっと、教室という空間に縛りつけられている感覚が強かった。教室を出ると少し楽になり、学校を出るともっと楽になり、家に入ると安心しきって、学校であまり話せない反動のせいかハイになってくる。弾丸のように喋り続けたりもする。家と学校での状態がちがいすぎて自分でも訳が分からなくなる。

場面緘黙は、周りに甘えている・困らせていると言われることもあるが、それはちがう。不安症状であり、そういった打算などとは別物だ。甘えで話さないだけであれば、必要なときには話すだろう。話すことが必要なときでさえ話せず、人とのコミュニケーションが阻害され、長期的に孤独に耐え続ける苦しみは生半可ではない。目の前でクラスメイトたちが楽しそうに話しているのに、ひとりだけ無言で取り残されている。いじめられているわけではないのに、輪に入れない。甘えで話さないだけの人が、自らそのような苦しさや不自由を選ぶだろうか。

甘えではなく、話せるならば話しているし、できることならばしているだろう。多くの当事者が、話せなくなり、自分を出せなくなり、苦しさと不自由を感じている。その上、誤解され嫌な思いをすることもある。私にとって緘黙状態が続くことは、自己否定が途切れないという意味で自分を壊しているし、感情も殺している。

緊張で頭が真っ白になると、声が出なくて話せないし、何を話せば良いのか考えることもフリーズしてしまう。言いたい言葉が浮かんでいるのに、言えないこともある。周りの目を意識するほど、振る舞いも行動もどんどん鈍くなる。一挙手一投足が怖い。思ったように身体を動かせなくなってくる。私の中で、緘黙と緘動は地続きだった。症状が重いときは、自分の席にただ座って、地蔵のように固まっていた。群れていたクラスメイトの女子たちはこちらを見て何かを囁き合っていた。異様だし、滑稽だけど、固まることしかできなくなる。

また、場面緘黙は話すことのみに注目されがちだが、不安や恐怖から自分らしい行動が取れなくなってしまうことが問題の核とも言われる。私は、普段の表情や声色、話し言葉、仕草や振る舞いなど、細かな自己表現全般が怖かった。学校では、気持ちや内面世界をのびのびと表現し、もっている能力を臆せず発揮することができない。症状の出方はひとりひとりちがうが、運動、作文を書くこと、図工や美術、音楽などの活動も、苦手な場合がある。家では歌って踊れるし、書けるし、描けるのに。本当は速く走れるのに。身体が思うように動かない。本当に不思議だが、学校では自分を表現するための出口がふさがれてしまって、自分というものを全く外に出せなくなる。

場面緘黙において、話さないことは氷山の一角と言われている。実際は、話せない場所での生活場面の大半のことに不安を抱えている。生活するとは身体をつかうこと＝動くことだ。動くことが制限されると本当に不自由になる。話すこと、声を出すこと、見ること、笑うこと、食べること、歩くこと、書くこと、すべてに不安と恐怖がつきまとう。始終周りの目を意識するのは、とても疲れる。絶対に忘れ物をしないよう気を付けたり、声や表情に気付かれないよう我慢したり、今日1日を何とか乗り切れるだろうかと、決死の日々だ。そんな毎日が続き、気が狂いそうになることもある。

学校に行った途端、自分の身体なのに自分で動かせないポンコツに成り果てる。皆は生きているのに、私は死んでいるようなものだ。いつまでも、生きることが軌道に乗らない。この人生が始まる日なんて来るのだろうか。足元でせっせと働くアリの方がよっぽど生きている。私は、ただ毎日をゾンビのように過ごしている。少なくとも20年は、そう思っていた。

4 「話すこと」は「離すこと」

私は常に、手すりにぎゅっとつかまっていた。まるで命綱かのように、強く握っている。手を離すのがとても怖い。私にとって、話すことは命綱から手を離すことだった。でも何気ないとっさのとき、手すりが自然に手から離れて、ふと話せることもある。いつもの何倍も饒舌で、たくさん笑っている自分に驚く。あとで思い返すと、安心できる人が近くにいたり、初対面だったり、何かしら私にとって話しやすい条件が整っていたようだ。

緘黙状態について、常に発表会の舞台に立っているような感覚だと言われることがある。そんな緊張状態の中でも稀に、安心する瞬間もあった。

小学生の頃、普段は遊ばない近所の友達のお母さんと、ものすごくお喋りが弾んだ。自分でも驚いたし、一緒にいた私の母も驚くほどだった。学校での私と縁遠い相手だったことで、「喋らない子」という先入観をもたれていない安心感があったのだろう。場面緘黙の人の多くは、見知った人より、初めて会う人の方が話しやすい。学校など話せない場での自分＝「喋らないキャラ」を知られていない相手だからだ。「話さ（せ）ないこと」を知られている相手の前では、固定された状態を崩せないことがほとんどだ。とくに集団の中では、固定された自分像を維持しようとする力が、強く働いてしまう。「しゃべった！」などの相手の反応が怖いし、注目を浴びることを極力避けたい。また、話せる人＝安心・信頼できる人物が一緒にいると、そのほかの人とも格段に話せるようになる。大人になった今でもそうだ。このとき突如話せたのは、母も一緒だった影響が大きいだろう。

どんな状況で話しやすくなるかは、人によってちがう。私の場合は、すごく静かな場所では話せなくなる。電車やバスの中、図書館、静かな書店やカフェなどは、自分の声が響いて周りの人に聞こえるのではないかと感じる。話し声に注目されるのが負担で、声が出にくい。逆に、少しガヤガヤとした、にぎやかな場所の方が話しやすい。周りの音声に、自分の声がかき消されそうなくらいが丁度良い。私の声が聞こえなくて聞き返されても、声を張り上げることができる。

許せないほどの怒りや不満、正義感などが瞬発的に湧き上がったときも、ふと話せたりする。私にとって場面緘黙は「固まる」という条件反射的な身体反応だが、それよりも感情が勝る瞬間なのだろうか。怒りが矢のように素早く飛んできて、「話すのが怖い」という気持ちより先走るようだ。湧き上がってきた憤りのままに、ふと言い返し、自分も周りも驚いたことがある。

家では話せるのだから、それに、学校で話せた瞬間もあったのだから、明日は話せるかもしれない。いつかは話せるようになるかもしれないと漠然と考えていた。ひとりだけ話せなくなってしんどい思いをするかもしれないが、万が一、今日は話せるかもしれない。だから、何とか行ってみよう。大学時代、遊びや食事、飲み会などに誘われる度に、賭けだった。行って緘黙が出て孤立して後悔したり、帰宅後、情緒不安定になり吐き気が止まらなくなったりすることもよくあった。誘ってもらったのに話せないのが申し訳なくて、情けなくて、泣いてばかりだった。また変な奴と思われた気がする。でもなぜか、あきらめたくなかった。私は、話すことができるのだ。たとえ少し話せても、誰かと仲良くなることまでにはまだ遠い距離があるだろう。それでも、変わりたい、話せるようになりたい、心は傷だらけだけれど、人間らしく生きてみたい。いつも、そう思っていた。

今は場面緘黙を知ったことで、ある程度分析ができる。なぜ緘黙状態になってしまったのか。どんなときに私は緘黙に陥りやすいのか。そんなときはどうしたらよいか。過去の悩ましい出来事も、場面緘黙という現象として捉え直せた。とくに慣れない未知の場所や人、初めての体験に対して症状が出やすいゆえ、情報を得て心配なことをできるだけ減らしておく。

場面緘黙を知って、私は自分を責めなくなった。場面緘黙を知る前は、むやみに自分を責めることしかできないでいた。極端に内向的な性格や人間性の問題なのだと思い、自分を変えようとした。でも緘黙は、自分だけの力ではどうにもならなかった。自分を変えられないという意志の弱さを責める悪循環が起きた。自分を責めて悪者にすることで、他者と交わる恐怖から逃避し、自己完結していた。今は場面緘黙に対して、言葉で伝えることも可能だし、具体的にできることを考えて対処しようと思える。場面緘黙で良かったとは言い切れないが、場面緘黙を知ったことは本当に良かったと思う。

周りの目を意識する瞬間、私は身構える。自分と不安を離して客観的になれるとき、私は話しやすい。命綱から手を離しても大丈夫と思える。私が大切に握りしめていたのは、たぶん恐怖だ。それを手離せば、きっと話せる。恐怖は幻想で膨らんでいる。手を開いて中身をよく見て、本当の恐怖の大きさを知る。きっと、現実に直面し、失敗や恥を繰り返し繰り返して、それでも大丈夫と知っていく過程が必要だ。でもどうやったら、行動することの軌道に乗れるだろう。私の人生は長いこと止まっている。私が固まって縮こまって過ごしたぶん、時間だけは過ぎ、心の成長はすっかり止まってしまっていた。だから、挑戦も失敗も経験していない。半歩踏み出して、転んで、また起き上がる。ようやくそのスタート地点にたどり着いたのは、20歳を過ぎてからだった。

5　場面緘黙という身体

話せるようになってもなお、私は場面緘黙的な私を感じている。対人における不安になりやすさ、緊張のしやすさ、恐怖感の強さが、身体に響いてくる。常に、自分が知られてしまうのではないかという恐怖を、想像してしまう。自分の素を見せることにつながる行為や振る舞いのすべてが恐ろしい。恐怖への想像力と感情の極端さが私の口を封じ、心身を塗り固めてしまう。

子どもの頃、父親の怒った声が怖かった。恐怖が昂じて錯乱し、父は人を殺したことがあると強く思い込んでいたことまである。恐怖への想像が瞬時に加速して、即座に不安と化す。心身は不安で満ち、私は空洞になる。そんなとき、私はどんどん緘黙を後押ししてしまっている感じがする。

不安や恐怖への感受性が高過ぎる。不安や恐怖への想像力の豊かさは、取り柄のない私の唯一の才能かもしれない。また、納得できないことを容易に身体に取り込めない性質でもある。不安や緊張を偽れない。自己表現全般が苦手なはずなのに、率直に不安を表現している身体の持ち主でもある。不思議だけれど、とても正直な心身であるとも思う。

自分を知られることの恐怖から、会話の中でなるべく自分を隠そうとする癖がある。「それどこで買ったの？」と聞かれれば、店名でなく「コンビニ」「スーパー」などと答えてしまう。好きなミュージシャンとか、食べ物も、答えを濁してしまう。固有名詞を言うのがどうしても嫌なのだ。砕けた話し方、人の名前やあだ名を呼ぶことも抵抗が強い。文章を変えてまで、なるべく相手の名前を口にせず話そうとすることがある。話しかけられるのを避けるため、誰かに姿を見られないように遠回りすることがあるが、会話でも自分を隠そうとして遠回りしてしまう。ごく細部からも自分を知られてしまいそうに感じるのは、私自身が他者の細部から多くのことを感受していることの裏返しだと思うことがある。良くも悪くも、想像が勝手に膨らんでいってしまうのかもしれない。内面の露出への恐怖は生理的反射のようなもので、意思と無関係に私を固まらせる。

人が私に注意を向けていれば、身体が瞬時に反応する。呼吸が浅くなり、喉は詰まったように声が出にくくなる。身体は動かしにくくなる。喉からお腹にかけて嫌な感じで緊張が溜まり、表情は閉ざされ、思考力が鈍り始める。瞬きが増え、涙が出てくることもある。心を身体で表す回路がぷつんと切れてしまう。私は話したいし、伝えたいことがある。同時に、私は私を知られたくないから、声を聞かれたくないし、振る舞いを見られたくない。意思や意志とは無関係に、徹底的に自分を出さない方向に心身が動いていく。そのような身体が、私の緘黙体質であり、緘黙気質であると感じている。

場面緘黙で思うように動けず、頭の中のイメージと身体の動かなさが乖離していく感覚がある。一方、心の硬直がそのまま身体に現れているような感覚もある。頭の指令が身体に届いていかないようなズレやチグハグさもある。言葉が発せられないからこそ言葉にこだわり、言葉や文字の世界に癒しを求める。話せず、動けず、考えることしかできない。そんな、頭の中だけで生きているような身体性の欠如を感じることも多い。私は私を隠しているのに、本当は誰よりもむき出しになりやすいのだ。自己表現をしなくても、いつだってこの身体が物語っている。竜巻のような恐怖が身体の外へ出て行かないように、むき出しの傷つきやすさが乾いてしまわないように、必死で閉じ込めている。場面緘黙は身体をはみ出すほど強烈で、隠しようがない。身体の正直さが度を越している様は恥ずかしい。

まだ場面緘黙を知らない大学生の頃、演劇創造と障害者療育に関わってきた演出家である竹内敏晴《としはる》さんの著作に感銘を受けた。竹内さんは、幼い頃に耳を患い、言語習得に苦労した経験がある。長年、独自の演劇レッスンに基づいた「からだとことば」のワークショップを主宰した。著作では度々吃音について触れられているが、場面緘黙に対しても大変示唆深い内容に満ちていると感じる。頭の指令が身体に届くというとらえ方から自由になろうとする前提がまず、衝撃だった。

「かんもくの声」の活動を始めた頃、身体からアプローチする当事者対象のワークショップを開催したことがある。非言語のコミュニケーションを主とした、身体を使うワークショップだ。竹内レッスンを経験している講師の方をお招きした。そこで私は、緊張をもちながらも症状を楽に出す、という初めての体験をした。

ワークショップでは、身体は固まり、緊張で声が震えに震え、涙が出そうになった。冒頭から「もうダメだ」と思ったのが一転、参加しているうちにどんどん気持ちがほぐれ、心が安定してきた。震える声で話せていたのだから、正確に言えば場面緘黙の症状ではない。けれど、これほどの緊張で動揺してしまった後は、心が閉じてしまい、どんどん緘黙的になって落ち込んでいくのが常だった。それが、身体を通して自分の緊張と向き合う感覚の中で、不安を感じながらも心を開いていけたのだ。この不思議な感覚を当事者同士共有したくて、どうしてもワークショップを開催したかった。この体験はうまく言葉で説明できないのだが、不安や緊張を、言語化して意識する前の状態のままで感じ続け、身体を動かしながら変化させていくような感覚だった。子どもの頃、大勢でドッジボールや鬼ごっこをして皆が「わーっ」と興奮して大騒ぎになると、自分も紛れて「わーっ」とできるのに近い瞬間もあった。お招きした講師の方の力量が大きいのは言わずもがな、場の力も大きいと感じた。場面緘黙である自分を参加者全員共有し受け入れている安心感が、「うまくいかなくても大丈夫」という気持ちにつながっていた。

身体をほぐしていくことで、心の緊張がほぐれ、声が出やすくなる。緊張が強く、噛み締め、肩こり、猫背が極めてひどいと指摘される私は、身体がガチガチに固まっている。場面緘黙になりかけると、呼吸が浅くなり、喉が声を押しつぶすような発声になる。だが、家ではお腹から声が出ている。人前で長文を読むとき、まるで水の中にいるように息継ぎができなくなってしまうこともある。数年前からは、深呼吸やヨガ、軽い体操、マッサージ、散歩、半身浴などをすることで意識して身体をほぐすようになってきた。場面緘黙に対しては、動作法や遊戯療法、ヨガなどのアプローチもある。場面緘黙と身体の関係について、これからも模索していきたいが、まずは人前で不安を安心に変えていけた稀有な体験を、当事者の自助的な場づくりに活かしたいと考えている。

6　場面緘黙という愛憎

私にとって場面緘黙は、愛憎でもある。場面緘黙は、私の物心ついてからの人生を完全に支配してきた。その間ずっと、私という存在は閉ざされ、隠されてきた。そういった場面緘黙への憎しみがある。そして、私はあまりにも長いあいだ場面緘黙と一緒に過ごしているという愛着もある。場面緘黙でない私は私ではないし、場面緘黙を忘れることは、私の人生の大半を忘却することに等しい。

場面緘黙の苦しみは地獄に近い。話せないことで排除されているという感覚が強いうえに、さらに圧倒的な力で私に私を排除させる。この社会では「話すこと・話せること」は当たり前のこととされすぎていて、それができない自分に強烈な異物感を覚えてしまう。疎外感と異物感は傷として、心の奥深く刻まれ続ける。幼稚園入園から、私はその傷に苦しめられているし、いまだに悩まされている。

話せない時間を、苦痛に変換し続けてしまう自分。現在は空白になり、将来への不安と過去への拘泥《こうでい》でがんじがらめになる。生きているだけで、人生の可能性がどんどんこぼれ落ちていく。幾度となく、出会いや挑戦の機会を目の前で失う。場面緘黙が邪魔をして、私が隠れてしまい、チャンスを掴めないことは多い。自分で自分を疎外し続けてきたから、自分の人生を生きている感覚や、自分を大切にする感覚もない。

二十歳までは、とにかく自分を呪うばかりだった。漠然とした性格や人間関係の悩みは、自分への憎しみと化した。

幼い頃から、友達も恋人もできず、結婚や出産もせず、孤独に歳を取る人生なのだと考えてきた。学生時代、友達になってみたい子と話せたことは、ほぼなかった。就職活動では、ずっと気になっていた求人の問い合わせさえできず、早々とドロップアウトしている。どうしても進みたかった道を緘黙によってあきらめたということはないけれど、就職では、対人恐怖の軽減を優先した。落ち着いて学ぶこと、学びを活かすこと、自分のやりたいことを邁進するといったことは、ずっとできないでいた。緘黙だけが阻んでいたわけではないだろうが、35歳の今、ようやく着手できそうな気がする。

夜間の大学や専門学校は結果的には自分に合っていた。それでも、いわゆる「普通」のレールを歩んで評価されたり、青春を謳歌したりすることへの憧れや羨ましさもあったし、それらを否定しないと自分を保てないひねくれた気持ちもあった。

場面緘黙の人は、能力がなくて生活の質が下がっているわけではない。本来は能力があるが発揮できないという点がとても歯がゆい。人生のかなり長い期間、場面緘黙の影響に縛られてしまう。貴重な子ども時代に、明るさのかけらも失くさせてしまう場面緘黙は、本当に憎くて、哀しい。

周りの自然な受容と理解のもと、私のように悲観せず、傷つかず場面緘黙を生きる人もいる・いたかもしれない。自身を脅かすものとしてではなく、共存可能なものとして場面緘黙と向き合ったとき、帰属意識や自己肯定感は削がれないとしても、やはり話せないことの謎や不自由は立ちはだかるだろう。不安症状としての場面緘黙ではなく、豊かな人間性としての場面緘黙を生きる人もこの世界のどこかには居て、その人は場面緘黙という言葉など知らず、全くちがう風景を見ながら生きているのかもしれない。そこには、煮えたぎるような憎しみはないのかもしれない。

集団の中にあって、私ひとりだけが孤立していると感じるとき、とてもつらくて、居たたまれない。子どもの私は、自分に社会不適応者であると烙印を押し、「できそこないである」という自己否定を積み重ねる以外のやり方を知らなかった。いつも目の前に、何のブレーキもからず自由闊達に振る舞うクラスメイトたちの姿があった。どうして私だけ普通じゃないのだろう。普通って何だろう。普通であることの必要性や価値は？　ひねくれてみても、やっぱりなれるものなら皆みたいに普通になりたい。咎《とが》めるものなく明るく楽しく話してみたい。日々の切実な願い。だけど、教室ではどうしても心身が固まってしまう。助けてと、神さまに祈ることくらいしか方法がない。自分で何とかすることを、とうにあきらめてしまった。自分を責めたくはないけど、自分の中にしか原因はないらしい。

話せるようになって周りに溶け込んでいる自分の姿は想像できないし、そうしたいのかどうか分からない。けれど、孤立する苦しみから逃れたい気持ちは強い。一緒に過ごす友人や、居場所も欲しい。孤立する状態は、とにかくしんどい。ひとりでやり過ごすしかないが、そんなときは時間の進み方がとてもゆっくりだ。

私だけひとりぼっち。私だけしゃべってない。私以外の人たちには話す相手がいる。そういう時間の居たたまれなさには、慣れることがない。周りの人に悪気がないのは分かっていても、傷ついてしまう。周りから、どう思われているか考えてしまい、パニックを起こしそうになる。頭の中で、どう思われているか、どう見られているか、どうしても考えてしまう。「変な子」「頭おかしい奴」「滑稽な愚行」などと思われているのか。「何か苦しそうだな、大丈夫かな」と、思われているのか。「地蔵みたい」と蔑《さげす》まれているのか、「何でしゃべらないの？」と思われているのか。時折女の子グループからの視線を感じる。「あの子何なの？」と聞こえてくることもある。ひとり、ぐるぐるとネガティブな方向へ考え続け沈んでいく。そんなときは決まって「どうせ私がおかしいんでしょ！」と癇癪《かんしゃく》を起こす場面が頭をよぎる。

いつも私だけが、他者から、社会から、学校から、教室から、切り離されてしまう。この切り離される感覚が日常になっている。話さない状態、黙している状態で他者といることに耐える。この切り離され感は、緘黙状態に耐え続けることの極限にある。

ある時点から、自分を周りから切り離していかないと、心が傷つきすぎて耐えられなくなってくる。何も感じなくなり、体は固まってしまい、どこを見たらいいのかも分からない。瞬きが増え、涙が出そうになり、視線がうつろになる。身体的な暴力を加えられているわけでもないし、精神的な言葉の暴力を受けているわけでもない。けれど、学校に行くこと・学校にいることは、私に、自分への暴力を発動させた。それは、「うまく話せない」「自分を出せない」といった理不尽な不自由に、自分を殺して耐え、自己否定することだ。離人的な空白の時間は苦痛でしかない。私は、ひとり勝手にお葬式みたいな顔でじっとしている。頭の中では自分への罵倒がやまない。周りからは、自分で自分に苦痛を強いているように見えただろうか。

感じていること、思っていること、出せない・話せないのは苦痛でしかない。気が付くと、気持ちや感情を自ら打ち消そうと躍起になっている。場面緘黙は声や表情が漏れないよう顔に蓋をしてしまうくせに、さらに自分を出さないため心さえ砕かせてくる。いっそのこと、何も感じなくなりたい。中身が空っぽの、ただの物になってしまえたら楽なのに。そうして私はどんどん生きづらくなっていく。生命の弾けるような楽しさから遠のいていく。今日1日の6時間を、目の前の現在を、話せないことに耐えること、表情や気持ちを隠すこと、自分を伝えられず発せられない苦しさに慣れることへと収束させてしまう。子ども心にも、我ながら同情した。どうか他の子はこんな人生を送らないでほしい。せめて私だけであってほしい。

本当はこうしたいと心に決めている意志が表示できなかったり、思った通りに動けなかったり、頭の中でひとり相撲することも多い。そして、またうまく動けなかったと、ひとりで落ち込む。問われることもないのに、今話せなかった言い訳を考え出す。情けなくて、恥ずかしくて、死にたくなるようなことばかりだ。

話しかけられると嬉しいけれど、まともに答えることもできず申し訳なくなる。優しい気遣いへの、感謝と傷つきが混じり合う。答えられないから、話しかけられるのが怖い気持ちもある。緘黙状態が続くと、自分の本当の気持ちさえよく分からなくなってくる。

精神状態の不安定さを積み上げ、自己否定を積み上げ、苦痛を感じ続ける日々。それは、根本的な生きる意欲どころか、明日を生きている理由をも奪う。何もかもがうまくいかなくなる悪循環で人生と呼べるものは停滞し、自分と呼べるものは抜け殻で、自分や親や人生や社会や学校や、そういう漠然としたものを漠然と全部憎むことで何とかやり過ごす。気付くと、私はいつ壊れるか、カウントダウンが始まっていた。


学校や社会のせいにして何も行動できない自分は卑怯で嫌いだったが、自分に何かができるとは思えなかった。ただただ現実逃避することでしか、生きていられなかった。20年以上、私は死んだように生きていたし、死んだ方がマシだと思っていた。長い間、主に子ども時代を、そんな生き方しかできなかったことへの憎しみがある。それは自分への憎しみであり、場面緘黙への憎しみだ。

場面緘黙によって、人とはちがう視点や考えをもてること、気が付かないことに気が付けることもある。普通ではないことへの劣等感と、普通ではない＝特別な個性や才能かもしれないといった歪んだ優越感もあった。生き延びるために、悲痛な自分を正当化して何とか肯定したかったのだと思う。それに、この長い長い苦しみは、何か意味があると思わなければ、とてもじゃないけれどやり過ごせない。それほど、割に合わない痛みと損失がある。

場面緘黙という地獄のような苦しみは、私の人生の大半に存在してきた。嫌でも、私の人生から切り離せない。名前も顔も知らない人のことをずっと考えてきたようなところもある。名前や顔は分からないが、本当はよく知っている忌まわしい旧友。寂しいとき、痛みの記憶が私の大切な一部として寄り添ってくれる気さえした。

痛みや苦しみも自分の一部とはいえ、あの離人的な空白の時間は記憶から遠ざかっている。本当に苦しいことだったから、本能的に忘れようとしているみたいだ。だけど、生きづらいこと、苦しいことについて考えた膨大な時間は、私の血肉となってくれた。場面緘黙を知ることで、ずっと考え続けてきたことや、吐き出し続けてきた言葉が、やっとかたちを得て、出口を見つけて、表現できるようになってきた。そのことが、生きる意欲を湧き出させてくれた。ずっと孤独だった世界から、仲間が存在する世界に連れて来てくれた。

場面緘黙は、私から一度奪ったものを、今になって返してくれたのか、苦しみも楽しみもすべて与えてくれたのかは、分からない。あの苦しみが必要だったのかどうかも、分からない。この先も、地獄のような苦しみを忘れることはないだろう。今幸せだから、結果オーライとは割り切れない。

今現在どこかで、場面緘黙の苦しみに耐え続けている人がいるとしたら、一刻も早く逃れてほしい。とてもむずかしいことだろうと思いつつも、そう願ってしまう。あまりにも長い時間、必死で自分を隠してきてしまった。そのことに、すべてのエネルギーを注いでしまった。一生、思い出すたびに胸が抉《えぐ》られるような痛みがつきまとう。場面緘黙を、無駄な時間だったと吐き捨てる必要はないけれど、やっぱり苦しすぎて葬りたい・葬られていく記憶なのだ。

7 場面緘黙グレーゾーン

私は場面緘黙傾向だ。医療機関での診断は受けていない。自己診断で、場面緘黙傾向あるいはグレーゾーンだと感じている。現在の統計では、診断され得る人数は200～500人にひとりとされる。私のように診断基準に満たない「全く話せないわけではない」場面緘黙傾向の人も、この世には多数存在するだろう。私の学生時代にも、場面緘黙と思われる人がいた記憶がある。グレーゾーンの人も含めると、私たちの周りにはもっと多くの場面緘黙の人がいるはずだし、過去には膨大な数の場面緘黙の人たちがいたのだろう。場面緘黙を知らぬ間に、場面緘黙の苦しみを生き抜いた人もいれば、場面緘黙が要因で自殺してしまった人もいるかもしれない。

私は授業での発言、音読、歌のテストなど決められたことはできていたし（もちろん不安と激しい緊張はある）、全くおしゃべりができない訳ではなかった。ひとこと、ふたことであれば聞かれたことに答えられたし、クラスに話せる友人がいることもあった。それでも学校に行けば、自分が家にいるときの自分とはあまりにも変わってしまう毎日を過ごしてきた。無口、大人しい、真面目などとよく言われた。

通知表には頻繁に「もっと積極的に」「もっと自分から意見を言えるとよい」などと書かれてしまう。そのように書かれるのは、頑張ればできるという風に見えたからなのだろう。本当はできるのに、やればできるくせに、やらないと。あの生徒は、なぜだかひどく卑屈になって消極的になっている。そのように受け取られることは心外だし、心苦しい。完璧でないことを気にしすぎて自信がもちにくいのだと受け取られることもある。教師から、自信をもたせようと褒められたり、「もっとできるんだから、がんばって」などと声かけされたりする度に、複雑な気持ちになった。私の気持ちも知らずに軽々しく言うなと、憎しみさえ湧いた。

できることであれば、やっているし、できているはずだ。私がいちばん、できるようになりたい。でも、いつまでもどうしてもできなくて、ずっとずっと困っているのだ。できるときと、できないときがあって、自分ではどうにもできない。私は心身を削り取られるような思いで学校生活を送っているのに、それでも足らないと言われる。否定に感じる。

不真面目なのか、やる気がないのか、反抗的なのか、何を考えているのか分からないが、やればできるくせにやらない。できなさを、私がヘラヘラと笑ってごまかすこともあるせいで、余計にそう思われている。授業での発言や、体育の運動をやり直させられる。腫れ物に触るかのような態度を取られることもある。クラスメイトからは、お前も動けよ、楽しそうじゃないなどと苛々される。教師や周りの人たちからの言葉や視線が、突き刺さる。胸が張り裂けそうになる。誰も私が死ぬほど苦しんでいるとは、つゆほど思っていないだろう。自分さえ周りとの比較で考えるから、自分ががんばっているとはとても思えない。私は「やればできるのにやらないダメな人間」なのだ。

甘え、怠慢、努力不足、欠陥品、被害妄想。自責が止まらない。耐え難い状況だが、話せないままに耐えるしかない。極力、波風立てずにやり過ごしたい気持ちも強いから、余計に耐えることでやり過ごそうとする。学校にいるあいだ、ずっと針のむしろだった。何年経っても、思うように動けないし、話せない。家での自分に近付けない。グレーゾーンでも、とても苦しい。

症状が軽いと、そんなに困らないのではないかと思われるかもしれない。症状が重い人より、話せないことで窮地に陥った体験は少ないとも思う。だが、自分を殺してしまうことが日常というのは、相当な精神的負担だ。話せないために本来の能力を発揮できなくなることや、表情や気持ちなど自分を出せなくなることはとても苦しい。大げさでなく、まるで魔法をかけられたみたいに固まってしまう。家族や親戚からは「口から生まれた」と言われるほど、もともとおしゃべり大好きな性格なのに、学校では無口と言われるほどに豹変する。教室で過ごす6時間以上、言葉を発することが封印される。自分を殺す。それが毎日、何年も続く。その膨大な時間は、私の人生の中の膨大な虚無で、もう取り戻せない何かを失ってきた時間だ。

私は大学生になっても場面緘黙を引きずっていたし、現在も場面緘黙傾向に悩まされている。グレーゾーンだから早く治る・治りやすいかと言われれば、それもちがうようだ。かなり話せるようになっても、私のもつ場面緘黙的な根深さは変わらない感じがする。成人後は、場面緘黙以外の様々な症状を経験した。診断されない程度の場面緘黙でも、様々に後を引いてしまうことがある。

グレーゾーンの場合、困っていることを周りの人に気付いてもらいにくい。単に大人しい人なのだと受け取られれば、本人の困り感は伝わらない。例えば、学校で1か月以上全く誰とも話さない状態であれば、周囲も大丈夫かな?と心配するだろう。話さない期間は、診断基準のひとつでもある。逆に、音読などもできて、授業や学校での指示に付いていけていると、大人しい生徒という認識で片付けられてしまう場合が多い。物静かな性格と取られ、真面目で人の話をよく聞いているなどと褒められることもある。私としては、話せないので聞いているしかなかったのだが、教師も見当違いな褒め方・叱り方をしてしまいがちだ。

場面緘黙児は、授業を妨害するようなこともないので、教師から問題視されにくい。私は授業以外の時間、常にひとりだけ孤立してしまっていたわけでもなく「少し話せる」程度の場面緘黙傾向だった。全く話さない・話せない訳ではない。周りにも、困っていることを知られたくなかったし、知られないようにもしていた。学校や幼稚園では、何の問題もないと見なされていたのだろう。その分、できないことがあるとき、余計に甘えや怠けと受け取られやすいし、やればできると思われてしまい、自責につながる。

診断されるレベルの場面緘黙でさえ、周りから気が付かれにくかったり、そのうち話せるようになると思われたりすることもある。本来ならば放置せず、速やかに学校と家庭、専門機関等が連携し、支援をしていく必要がある。少しずつ認知度が向上しているとは言え、保育士や教員、医療や心理、福祉の関係者の中でも、十分に知られていないのが現状と言える。

そして家庭では、園や学校以上に場面緘黙であることが気付かれにくい。ほとんどの場面緘黙の人が家では普通に話せるし、家族が普段接している状態に全く問題がないからだ。園や学校での子どもの様子について連絡を受けない限り、親には想像もつかないといったことも珍しくない。最も身近な存在である家族に気付いてもらえない、理解されにくいことはとてもつらい。身体の病気や障害とちがって見えにくく、環境によって症状が変化するため、話せる身内にとっては感覚的に理解し難いという場合もあるようだ。

私や私の周りの場面緘黙経験者は、親が「子が場面緘黙であること」を知らないという人も多い。私も、子どもの頃から学校での私に気付かれたくなかったし、何となく知られないようにしていた。言っても分かってもらえないだろうという気持ちもあった。近年では、発達障害をはじめとする見えにくい症状や障害についても注目され、語られるようになってきた。その中で、グレーゾーン特有のしんどさについても語られ始めているのは、画期的で有効なことだと思う。障害と自己理解の間で生きやすくなるための取捨選択をすること、場面緘黙が寛解に近付いている地点の人などと苦労を共有すること、当事者・経験者とそうではない人との橋渡しをすること、当事者を伴走的にサポートしていくことなど、グレーゾーンだからこそできることがあるのではないだろうか。

グレーゾーンの人は、周りから理解されにくく、支援も受けにくい。自身の症状にも気が付きにくい。結果的に孤立し、すべての苦労を自分で何とかしなければと抱え込んでしまいやすい点が、もっとも危ういように思う。自分のことを「普通」であると思うがゆえに、甘えや性格の問題として自責が止まらなくなってしまったり、現状改善のため症状を悪化させる行動を取ってしまったりする危険もある。私自身、できる限り「普通」に擬態しなければならないと感じてきたために、助けを求めるという選択肢がなかった。だから、グレーゾーンの人にこそ場面緘黙（＝自身の当事者性）に気付いてほしい。深刻な悩みでも、ほんのちょっとした気がかりでも、診断の有無に関係なく頼れる場所があれば良いと思う。場面緘黙の人が、自力で誰かに相談することはむずかしい。相談・支援機関の窓口には、そのような人でも相談しやすい工夫が求められる。

場面緘黙を知らず、自他ともに緘黙を認めず歩んで、私はとてもひねくれてしまったかもしれない。幼い頃からの場面緘黙に気付かぬまま成人した当事者の中には、子どもの頃から手厚い支援を受けられている人を羨ましく感じる人もいる。もちろん、適切な支援を受けられる当事者がひとりでも多いことは喜ばしい。ひとりでも多くの当事者が早期発見・早期対応につながってほしい。大人しいのではなく、症状として話せなくなる・自己表現が抑えられてしまうことがある。その症状の程度や状態像は様々であると、多くの人に知っていてほしい。

グレーゾーンという診断はない。それは、自分だけに決められることだ。現在ある程度話せるのならば、「私は場面緘黙である」と言っても言わなくても、本当はどちらでもいい。場面緘黙のことには一切関わらず、辛かった記憶を忘れようとしたっていい。私の場合は、場面緘黙に関わっていくことを自然と選んでいた。場面緘黙について考えていきたいかどうか。そこに、グレーゾーンや自己診断の人の、当事者としての主体性がある。

8　場面緘黙は日常である

毎年「肉まんバレンタイン」という呼びかけを行なっている。年に一度、主にコンビニでバレンタインデーに肉まんを買って食べよう（もちろん無理に買わなくてもOK）というSNS上での呼びかけだ。場面緘黙を知らない人への啓発と、場面緘黙当事者・経験者同士の交流、その両方の要素を取り入れている。

なぜコンビニで肉まんを買うことが場面緘黙の啓発になるのか、不思議に思う人もいるかもしれない。「肉まんバレンタイン」には、場面緘黙の人にとって「声を出して注文すること」は高いハードルであり、とても勇気が必要という前提がある。当事者の間で流布する「緘黙あるある」として、「コンビニで肉まんが買えない」というものがあり、それが企画の発端だ。

コンビニで肉まんを買うなど、場面緘黙でない人にとっては、気にも留めない日常風景であり、何気ない行為かもしれない。しかし、その何気ない日常の行為に恐れや消耗を感じる場面緘黙の人の困難を、ちょっとだけ想像してみてもらえたらと考えた。場面緘黙の人にとっての困難は、日常そのものだからだ。日常における生活の困難は積み重なり、人生の困難になっていく。「コンビニで肉まんを買う」というありふれた行為を通して、場面緘黙当事者の困り感、日常世界、目に映る風景を少しだけ感じてもらいたい。「話したくても話せない」場面緘黙という状態について、また場面緘黙の状態でこの社会を生きていくことについて、少しだけ、思いを馳せてもらえたらうれしい。多くの人が当たり前にできることを、とても高いハードルに感じる人たちがいることを、知ってほしい。「バレンタインなのに肉まん」という意外性と面白さをフックに、気軽に関心をもってもらえたら。そういった思いが込められている。

「肉まんバレンタイン」には、多くの場面緘黙や吃音の人たちが「勇気を出して買ってみようかな」と参加してくれる。中には、スマホや電子メモによる筆談で買う人もいる。肉まんを買い、Twitter のタイムラインに「乾杯！」「いただきます！」「買えました！」などと写真を投稿することで、オンライン上の一体感や交流が感じられる。直接人とつながることが苦手な人、実際のイベントやお祭りに抵抗がある人にも、気軽に参加しやすい形を模索して行き着いた。「肉まん買えたよ！」に、「やったね！」「がんばったね！」「おめでとう！」の返事が来るのを見ると、場面緘黙に理解のある世界を垣間見る気がする。「生まれて初めて肉まんを買った」という人もいるし、「わざわざ嫌な思いをしてまで買いたくない」という人もいる。声が出なくて買いづらいのが、多くの当事者の正直な気持ちだと思う。

あいさつ、返事、世間話。尋ねる。質問する。電話を受ける・電話をかける。説明する。受け答えする。確認する。どうぞ。すみません。失礼します。ありがとうございます。飲食店などでの注文。美容院、病院、役所でのやり取り。自己紹介。名前を呼ぶこと。場面緘黙でない人にとっては、ほんの些細なことかもしれない。でも、私にとってはどれも大変なことで、場面緘黙の困難は日常の中に数多ある。

いまだに、人にぶつかりそうになったときなど、「すみません」と言っている（口は動いている）のに、声が出ていない。苦手な飲み会で勇気を出して何か言っても、気付かれないこともある。声が小さくて届かなかっただけと分かっていても、無視されたかのように傷ついてしまう。

言えないことを軸に、私の行動に起きるのは、避ける、遠回りする、待つ、関心のないフリ・気付いていないフリをして通り過ぎることだった。

突然、道を聞かれても答えられない。もちろん、聞くこともできない。大事な用事があるときは、質問しなくても大丈夫なように入念に調べる。電車で席を譲られたとき、「ありがとう」

と言えない。譲るとき、「どうぞ」と言えない。電車内は静かで、人目も多い。自分の声に注目を感じやすい。声をかけられたくない・声を出しにくいので、なるべく人目につかない場所を探す。降りるとき、扉にいちばん近い席に座っていても、最後まで待ってから降りる。「すみません」「お先にどうぞ」などと言えない場合を思うと、降りる順番が曖昧な列に入るのを避けたい。公園に散歩に行っても、誰も座っていないベンチを探している。誰か人がいると、公園に来たのではないという顔をして通り過ぎる。

学校の帰り道、近所の人に挨拶されたらどうしようと、毎日思っていた。とっさに隠れる。居なくなるまで待つ。家の中にいて、近くに人がいなくなるまで外に出ないこともある。外食時に、食後の飲み物を持ってきてほしいとき「お願いします」と言えないから、全部一緒に持ってきてほしい。飛行機や新幹線の座席は、通路側でないとお手洗いに行けなくなる。レジの人に、ポイントカードをオススメされるのが苦しい。「要らない」と言えず、断れないこともある。「どの味にしますか?」などと聞かれるのも困る。指差しできるメニュー表があるかどうかとても心配になる。今では手をあげることができるようになったけれど、注文したくても店員さんを呼べず、気付いてもらうまでずっと待っていたこともあった。美容院や病院はなるべく先延ばしにしてしまうし、役所などの窓口で、不明な点を質問できないこともある。あいさつや、人の名前を呼ぶのはとくに苦手だ。幼稚園や学校では、心配なこと、困ることも、山ほどある。

「言えなくて困る」「話せない苦しさ」を避けるため、人と話さなければならない状況を避ける。私の行動原理は、他者からは理解されにくいだろう。誰かと行動するときも、言えなさゆえ相手に合わせる。そのため、自分の行動原理に添えず我慢が生じてきて、それもまたストレスに感じてしまう。言葉が出ないからと話題に関心のないフリをすれば、自分をどんどん出せなくなっていく。

どうして私ばかりが、周囲に振り回される不自由を全うしなければならないのかという被害感もある。周囲の人たちにとっては不条理でしかないだろう。

話せないことは、自分の行動を自分で選択できないことにつながっている。

子どもの頃、母と病院へ行った。診察時、私は聞かれたことにうまく答えられなかった。医師は横柄な態度で「何？　耳聞こえないの？」と言った。母が「ちがう」と答えると、「ちゃんとしつけしなきゃ」などとたしなめられ、親までが軽く責められた。私は悲しかった。授業での発言時、「そんな蚊の鳴くような小さな声では、聞き取れなくて相手に失礼だ」と怒られたこともある。昔から、調子が悪いと声が小さくなって、何度も何度も聞き返されてしまう。親のしつけが悪いのか？　私は失礼な人間なのか？　症状によって人間性を否定された気がするとき（自分のみならず親までも）は、とても悲しかった。

小学生の頃、初めて少し大人っぽい美容院に行ったときの出来事も印象的だ。私は緊張して、無言で固まってしまった。目の前の大きな鏡は私の全身を映していて、他人から見られたくない私にとって、これ程苦痛なことはない。私はどうしても鏡を見られないでうつむいていた。美容院の人たちは私の硬直した様を見て、「これなら読むかな？」「こっちなら読む？」と本や漫画をどんどん持ってくる。私は固まっていて、本を手に取るどころか、微動だにできない。美容院の人たちが、何だかものすごく焦っている。それが伝わってきて、私は自分が惨めで恥ずかしくなった。同時に、美容院では本を読まなくちゃいけないと決まっているわけではないのに、おしゃべりをしなきゃいけないわけでもないのに、髪を切りに来ただけで、なぜこんなに気持ちをかき乱されなければいけないのだ、という怒りも湧いてきた。空気を読んで行動に移せない惨めさと、空気に従わなければならないと感じることへの反発が同時に起こる。こうした日常場面では、ある程度周りに合わせてしまった方が楽なことも多いのだろうが、むずかしい。

話してみたい人と出会っても、話せない。伝えたいことがあっても、伝えられない。してみたいことがあっても、人と関わることであれば、できない。だから、関心のないフリをする。気にしていない素振りで通り過ぎる。話すこと自体を避けてしまうから、話せないことを気にせずやってみること、人と親しくなることなど、ほど遠い。私は、人との関係が結べない。自ら出会いや機会を捨てている、そう思われることの歯がゆさ。場面緘黙により、行く道の選択肢を狭められている。話せれば一瞬で片付くことなのに、話せないために長い時間を要することもある。不安が強いせいか、なかなか動き出せず、主体性や積極性ももちにくい。「人生損してる」と言われた記憶が消えない。自分でも、痛いほど気付いていた。周りの皆が楽しい時も、悩める時も、そんな時間はただ空白のまま私の前を通り過ぎていった。話せるようになることに、ある程度の生活の自由を得ることに、時間がかかり過ぎた。27歳までは、人間らしく生きられていないという感覚が強い。人生の効率が悪くて、ものすごく遠回りだ。最低でも約10年分は、周りの人よりも遅れていると感じる。実社会で人と関わりながら生きる経験値と成長の部分が、人並み外れて遅れてしまっている。会話やコミュニケーション体験の蓄積も極端に少ない。その分、孤独の中で培った思考や洞察力があるのかは疑問だし、あったとしても人生はやり直せない。

場面緘黙による機会の損失と、生活の質の低下は、長期に渡るゆえ深刻だ。年齢相応の友達や恋人関係など、人との信頼関係や人間関係が得られない。対人恐怖などから、社会に出られなくなることもある。進学、就職など試験での面接がとても不利になってしまうこともある。

声が出れば、「話そうとしていること」は伝わる。だけど、症状が出るときは大抵声も出ないから、「話さない人」「話したくない人」として受け取られる。場面緘黙ゆえ、揶揄やいじめの対象となるとき、声が出ないことをからかわれるのではなく、私という人格や人間性を貶《おとし》められているように感じる。声が出ないことが、私の性格のせいであるかのように、私自身がそう感じてきたからでもある。

もちろん家では話せるけれど、家での私が本来の私かどうかも、本当はよく分からない。安心を感じつつも、家庭や家族といった強固な同調圧力もある。学校で「話せないから、話さない」現象は、意志なのか甘えなのか、病気や障害なのか、その境界線が曖昧で自分にも判断できない。だからこそ、性格や人間性の問題だと自分を責めてしまう当事者は多いように思う。本音と建前があって「本音は言いにくい」のは場面緘黙とはちがうし、「悪いな」と思って遠慮したり断れなかったりするのも場面緘黙とはちがう。私は診断基準に満たない場面緘黙傾向だと思う。「話せない」「言いにくい」にまつわる様々な要素と絡み合って、完全に性格の問題だと思い込んでいた。全く話せないわけではなくても、自分の自然な感情や欲求に逆らい続ける状態は苦しい。

場面緘黙で決定的に困った出来事を聞かれたとき、どうしても思い浮かばなかった。声が出ないことで人生を左右されるほどの苦しいエピソードが、あるようでない。症状の程度にもよるだろうが、場面緘黙傾向の私は人生の岐路も、苦し紛れだが通過してきた。劇的なことはなくても、私は毎日場面緘黙で苦しんでいた。小さな誤解と傷つきの中、私がどんどん隠されていく。自分を出せないことのつらさが心に沈殿して積もり積もった。明るい気持ちは蝕《むしば》まれ、まっすぐ濁っていく。話せない・自分を出せないから、私の身の上には出来事が起こりようがない。学校では、毎日砂を噛むような気持ちで耐えて固まっていた。平坦で終わりの見えない苦しさが続く日々。場面緘黙が日常化してしまうことが、私を最も苦しめていたと思う。人生におけるエピソードのなさが、私の場面緘黙だった。

ある出来事がきっかけで発症し、何か大きな出来事が起きて治るといったこともない。ただジリジリと話せなくて生きづらい状態が続いていく。だが、内なる感情の起伏は激しくて、頭の中には葛藤や歪みとともに、私だけの世界があった。実体験やエピソードのなさが、決して人生の薄さに直結しているわけではないと、今は思う。同時に、本来の私を出せない日々が長期化し、そのまま意に反した生き方や人生になっていってしまうことは耐え難い。

場面緘黙で歩く日常は全く楽ではない。誰とも話せず頭の中だけで生きているような状態を不健全に感じることもある。他者のいない世界や社会は現実にはほとんどない。私だけの世界に浸るひとりの時間に、自分で自分を何とか癒して生きていた。場面緘黙の起きない孤独を選ぶか、場面緘黙に怯えながら人と過ごすか、どちらも生きづらい選択だ。

成人して話せるようになってから、私は「にげて」失った日常を、自力で半歩ずつ「すすむ」日常として取り戻していった。家事をする、買い物をする、料理をする、引っ越しをする、したことのないことをし、行ったことのない場所へ行ってみる。学校へ通う、仕事をする。相変わらず苦しいし、うまく話せない。まったく進んでいないように感じていたけれど、ほんの些細なことでも、気付けば自信や生きる力になっていた。小さなことで心折れてしまう反面、小さなことでも幸せを感じられる。話せるようになるための特効薬や魔法はなくて、ただ日常を這いつくばって、ほんの少しずつ歩んだ。

1日、1日少しずつ、安心を得て、慣れて、親しみを覚えていく。話すことも、自分を出すことも、人の何倍もゆっくりで時間がかかる。すぐに傷つき元の地点に戻ってしまう。だけど、日常をあきらめないで、生きることをあきらめないでいたら、ほんの少しずつ変わり始めた。

働いたから治ったのではなくて、働けるようになるまでの過程があったから、話せるようになっていった。

私はずっと、「普通」の人生を「普通」に歩むことから、疎外されてきたと思う。「普通」の人生を「普通」に歩めるようになるまでが、長く険し過ぎた。そして、「普通」の人生を歩んでやっと、「普通」じゃなくても良いと気付いたのだ。遠回り過ぎて自分でも呆れるけれど、それが私の場面緘黙と歩んだ日々でもある。

第2章

場面緘黙の日々

1 周りとの違和感

私にとって幼稚園や学校に居ることは、命を削られることと同義だった。思うように話せなくて、振る舞えなくて、身の置き所のなさに胸が痛くなる日々。園や学校での違和感は、子ども時代のほとんどを覆い尽くした。幼稚園入園から社会人になっても、ずっと鬱屈としていたけれど、園・学校という環境はとくに私を追い詰める。

幼稚園に入園したことがきっかけで、園では、家にいるときのような自分ではなくなってしまうことに気が付いた。大勢いるクラスメイトが怖くて固まってしまう自分との違いに、まるで皆が異星人のように思えた。輪に入ることはむずかしい。皆のように自由で無邪気に振る舞えないし、どうしたらそうできるのか全く分からない。大人から望まれているであろう「のびのびとした子ども」らしく過ごせない。家での自分のように楽しく遊ぶことなど、ハードルが高過ぎてイメージしたこともなかった。

皆が当たり前のようにできていることができない。それを痛いほど感じた。私だけ、人と関わる能力をもたずに生まれてきてしまったのだろうか。それとも、こういうときはこうする、といったマニュアルを、脳みそにインストールされ忘れてしまったのだろうか。知らない人にコミットすることが怖かったし、コミットの仕方もまるで分からなかった。自分が、他の子たちと遊びたいのかどうかもよく分からなかった。私は呆然としていた。本当は私の方が異星人なのだとも気付かずに。常に、自分と周りとの違和感は大きかった。

近所には、同じ年の幼なじみの女の子がいた。入園前から、お互いの家を行き来し、姉妹も交えて遊ぶ仲だった。幼稚園でも、その子とだけは話せた。でも、クラスが分かれてしまい、たまに園庭で一緒に遊ぶことはあったが、私は孤立しがちだった。

朝起きることも、幼稚園バスに乗ることも苦手で、よく車で送迎してもらっていた。給食も苦手で、食べるのが遅かった。「どうして幼稚園バスに乗って来れないの？」と先生に聞かれたが、答えられなかった記憶がある。先生と話すことは苦手だったし、自分でも何故なのか分からなかった。たぶん、私は幼稚園に行きたくなかったのだろうが、行きたくないとは言えなかったし、その理由を聞かれても何と言ったら良いのか分からない。先生の目から見て、私は少しだけ心配な子どもだったのかもしれない。絵を描いたり、工作をしたり、合唱をしたり、そういった活動には参加できていたし、それ自体は嫌いではなかった。人と仲良くしたり、自由におしゃべりしたり、遊んだりする時間が苦手なのだ。少なくとも、そんなときの私は楽しそうではなかったはずだ。

大なわとびや、あやとりが苦手だった記憶がある。「入れて」「おしえて」と言えない。やり方が分からなくて、できなくても、聞くことができない。

あるとき、カラフルなビニールの紐を三つ編みにする遊びが流行っていた。私は周りの女の子たちのようにきれいに細かく編むことができないでいた。私ひとりだけ、編み目がゆるゆるの大きな三つ編みになってしまう。誰かに見られるのが怖くて、恥ずかしくて、見られないように、かばんに隠した。自分の不器用さが惨めだった。実際に見つかってからかわれたのか、からかわれたのは悪夢だったのかは、思い出せない。そのくらい、私の編んだ無様な三つ編みを見られることが恐怖だった。

あとで気付いたのだが、女の子たちは机に、結んだ紐をテープで留め、強く引っ張りながら編んでいたのだった。だから、あんなにきれいに細かい三つ編みが編めていたのかと謎が解けたけれど、盗み見るようにそれを知った自分が恥ずかしくて、輪から外れているということをあらためて思い知らされてしまった。

絵を描くのは好きだったが、幼稚園では、何となくうまく描けない気がした。あるとき、自分の似顔絵を描くことがあった。教室の後ろには、全員分が飾られた。私には、自分の描いた似顔絵だけが醜く浮き上がって見えてきた。飾られたことが嫌で仕方ない。顔を肌色で塗った部分がうまくいかなくて、ちょっぴり黒ずんでいる。誰にも見られたくない。私という人間の出来の悪さを、皆に晒《さら》されている気がした。私は、その絵と、飾った先生を憎んだ。

版画を掘ったこともある。題材は猫とネズミのお話か何かで、「もっとたくさんネズミを描いた方が良い」と先生にアドバイスされた。ひねくれて歪んでいた私は、人格まで否定された気がしてしまった。「どうせ私はできそこないだ！」と怒りながら、手が痛くなるほどネズミを掘り続けた。ヤケクソだったが、逆に迫力が出たらしく、この絵が賞に入ってしまった。親が額に入れて家に飾った。幼稚園だとどうしても猫の顔がうまく描けなくて最初から気に入らなかったのに、ヤケクソで掘った思い出などが重なり、見る度に燃やしたくなる。

幼稚園の先生に将来の夢を聞かれたときも、「何の取り柄もない私に将来があるわけないのに、そんなこと聞くなんて！」と先生の首に噛みつきたいほどの怒りと憎しみが湧いた。それほど、自分が劣等生で社会不適応であることを気にして過敏になっていた。そんな気持ちは園では全く外に出せないまま、家では癇癪《かんしゃく》を起こしていた。

将来の夢というのは、卒園アルバムに載せるための質問だ。先生の前に列になってひとりずつ答えていく。私は何と言っていいか分からず、前の子と同じ「幼稚園の先生」と答えた。認知の歪みのようなものもあったし、被害妄想や自己卑下を強化してしまいやすい感情的な面も、もともとあった。だが、その強化には、場面緘黙傾向もかなり影響していたように思う。幼稚園の頃には完全に将来に絶望していて、心が歪みきってしまっていた。

教室では、クラスの女の子3人くらいのグループに半分混ぜてもらっているような状態のときもあったし、うまく混ざれないから何となく近くにいたこともあった。それでも、私だけはほとんど話せないでいた。話せないと、混ぜてもらっていていいのかなとつらくなる。私といてもつまらないだろうなとか、迷惑かな、と考えてしまう。話せないことが申し訳なくなって余計に萎縮してしまう。

私の場合は、入学しても全く話せないわけではなかった。授業での発言や音読、歌のテストなどはできていた。家とくらべると格段に大人しかったが、一緒に過ごす友人がいたことも多い。クラスの女の子グループに何となく入れてもらっていたり、お弁当を一緒に食べたり、だ。それでも、私だけほとんど話せなかったりする。ときには、何でしゃべらないの？　無口、大人しい、真面目、猫をかぶっているなどと言われてしまう。私は普通のはずなのに、やっぱりどこか異星人のように、周りに溶け込めない。時が経っても、なじめない。うまく話せないし、自分を出せない。いつの間にか、どうせ私は変な子、世界一のできそこないだという意識がデフォルトになってしまった。

2　学校生活の困難

学校で困ることや緊張を強いられることは、いろいろとある。授業などで分からないことがあっても、周りの人や先生に聞くことができない。忘れ物をしたら周りの人に貸して、と言えない。授業中、お手洗いに行きたいと言えない。プリントなどが足らなくて自分の分がないときなども、なかなか先生に言えない。怪我や体調不良などを伝えられなくて、我慢してしまうことが多い。周りの子が気付いて助けてくれても、「ありがとう」「ごめんね」が言えない。親切にされるのは嬉しいけれど、お礼が言えなくて変に思われやしないかと怯《おび》えてしまう。

私はよく、風邪をひくと、くしゃみや咳、鼻をかむのを我慢してしまい、のどや鼻が詰まって、ものすごく息苦しくなっていた。ずっと、うつむいてハンカチで押さえていて、授業が終わるとお手洗いに行く。とくに授業中は静かなので、私の出す音が目立って注目されてしまうのではと思い、必死で我慢していた。少しでも鼻水をすすると、教室中に音が響いているような気がした。授業のあいだ中ドキドキし続けるから、とても疲れてしまう。

話せないから、学校で困ったときに誰かに頼るという選択肢がない。忘れ物をはじめ、いろんなことを自分だけで解決してやっていかなければならないというプレッシャーが強い。先生の指示なども聞き逃さないようにしなければと気を張る。それなのに、学校に居るとなぜか五感全部が鈍っているようなぼうっとした感覚になることがあって、そんなときは人の話し声も聞き取りにくかった。怪我や体調不良なども、自分から言えずに限界まで我慢してしまうことが多い。授業中、吐き気を我慢していて無言で教室から走り去ったこともあった。

授業では、自ら質問や挙手ができなくて、毎回通知表に「もっと積極的に」と書かれてしまう。私は、音読や歌のテスト、当てられたときに答えるなど、話すことが決まっているときには話せていた。だが、場面緘黙だと声を出すことがむずかしい場合も多い。私と反対のタイプかもしれないが、雑談はできるが、授業での発言や音読などは苦手という場面緘黙の人もいる。学校での評価、つまり社会的評価をされることがこわいのかもしれない。雑談が苦手なのも、ある意味周りの人からの評価を恐れていると言える。無意識だが、評価されることに敏感な面は、すごくあると思う。

体育の授業も苦手で、いつも成績は悪かった。どうしても、自分で思うように体を動かせなくなってしまう。注目や人目があると、とくに動きが鈍くなる。創作ダンスのように身体で自己表現するもの、球技などのチームプレイはとても憂鬱だった。

ただ、私は本来運動が苦手ではないのではないかと、心のどこかで感じてもいた。授業以外の時間、妹や近所の幼なじみたちと遊んでいるときなど、速く走れるときがある。

あるとき、「体の動きを鈍くさせられている感じ」から解放される出来事が起きた。中一の頃のことだ。中学に入って塾に通い出したことで、成績が上がり、私にはにわかに学校での自信がついていた。わずかでも自分に自信がもてるというのは、人生で初めてといっても過言ではない。そんな時期は一瞬だったが、不思議なことに、そのときだけは給食を食べるスピードと、マラソンを走るスピードが急激に上がった。私は前より少し明るくなり、少し話せるようになっていた。幼稚園の頃から給食を食べるのが苦手で、食べるのが遅かったのに、クラスの女の子に、「食べるの早くなったね！」と言われた。マラソンの順位は、いつも最下位に近かったのに、学年で20番目になった。ひと学年4クラス120人ほどの中だったと思う。しかし、成績が落ちていくと、また自信をなくし、すべて元に戻ってしまった。私に運動神経が皆無だったら、起こり得ない気がする出来事だ。成績＝社会的評価が上がるという自信を得たことで、もしかしたら場面緘黙傾向が治りかけた瞬間だったのかもしれない。今思えばその一瞬が学校時代のピークで、あとはほとんど停滞していた。この件で「あいつはやればできるのにやらない」と、先生や同級生たちに余計にそう思われた気がする。

調理実習や理科の実験など、グループでの共同作業も、私にとってはものすごく憂鬱な時間だった。話せないからコミュニケーションが取れなくて、私がいることで作業がスムーズに進まない。役割を果たさなきゃと思うばかりで、結局は何もできなくて、心が削られるように落ち込む。「これやる?」などと気を遣ってもらうことはありがたいのに、うまくできないしお礼も言えない。迷惑をかけるばかりで、申し訳なくて、すごく居たたまれない。私が何も言わず何もやろうとしないため、同じグループの生徒にイライラされることもある。先生から注意を受けたり、居残りになったりもしていた。

座学でノートを取る、問題を解くなどはできたが、実際に調理したり、裁縫したり、実験をする実習は、やりながらでないと分からないことも多く、ものすごく消耗した。質問もできないし、周りの情報も仕入れられないから、材料などを用意してくる段階から不安だった。

学校での不自由として、絵や作文がうまく描けない・書けないというものもあった。明らかに、家でのようにできなくなる。

絵を描くことは好きだったのに、学校の授業の中で描く絵はものすごくのっぺりしてしまう。躍動感とかけ離れた空洞のような、記号のようなつまらない絵になってしまう。工作や立体などの創作も、学校で大勢の人の中でやると、どうしてもイメージした通りに手を動かすことができない。もともと不器用なところもあるのだが、それにしてもうまくいかなくて、幼稚園の頃よりもそのことが意識されるようになっていた。昔と同じで、私は自分が学校でつくってきたものが大嫌いだった。図工や美術の時間は、自分の力が発揮できない虚しさと、どうせ私は何の取り柄もないのだという気持ちが混ざり合ってきて、それに耐え続けなければならない。苦痛な時間だった。ある意味、自分の場面緘黙に面と向かわされているような感じさえした。自分が最も嫌う状態の自分がつくったものは、場面緘黙の私が凝縮して投影されている。

あるとき、クラスの男の子に、どうしていつも「そういう」絵なの?と言われてすごくショックだった。それは、私がいつも気にしていたことだった。どうして、いつも「こういう」つまらない絵になってしまうのだろう。家では、もっともっと生き生きした絵を、もっともっと楽しんで描くこともできるのに。私の絵が死んでいることのみならず、私が学校では死んだようになってしまうことに燃えるような劣等感を抱いていることまで見抜かれた気がして、二重三重にショックだった。

うろ覚えだが、中学の頃、絵の描き方を先生に質問したことがある。ひとりずつ絵を見せに行った流れで、めずらしく質問したのだと思う。どうやって描いたらいいか分からないというようなことを伝えたのだが、それは自分で見つけなさいという答えだった。嫌な感じではなかったが笑いながら言われてモヤモヤとした。私が聞きたかったのは、頭の中の指令が身体に届かない感じをどうすればいいのか、自己表現するための回路がふさがれてしまう感覚をどうしたら払拭できるのかということだったのかもしれない。そんな風に、毎日何かがずれて、すれ違って、モヤモヤしていた。私はたくさんの小さな誤解に囲まれていた。私のことを理解している人は誰ひとりいなくて、私も私のことが分からない。

学校では、稀に良い感じに絵が描けることもあったし、褒められることもあった。緘黙状態で死んだような私が描くと絵も死んでいたし、生きている私が描くと絵も生きていた。緘黙のときは、心が閉じていてどうしても開かないとき。そうでないときは、心がなぜか開けているときと言ってもいい。でも、何故そのときは心が開けていて、生きている絵が描けたのか、その理由は分からなかった。きっと、そのときの環境や自分の精神状態＝場面緘黙の症状の波に影響されていたのだと思う。

そのほかのいろいろなことも、学校では完全にできないのではなく、できるときとできないときがあった。他者の存在をはじめとする外的要因の影響が強いせいか、自分の意志ではコントロールがむずかしい。先生やクラスメイトからは、やればできるのにやらないとか、生意気だとか、不真面目だとか、やる気がない奴とみなされている気がした。

3 小さな誤解と孤独

自分でも、どうして「いつもこうなる」のか、たまに「うまくいく」こともあるのか、よく分からなかった。そのときにならないと、今日はできるのか、できないのかも、分からない。だから、見通しが立たなくていつも不安だったし、どんな道も不安定にしか歩けない。自分で決めた道をまっすぐ進むということができない。ある程度話せるようになった後も、いつ話せなくなるか分からないという恐怖がある。毎日が緊張の連続で、賭けのような感じだった。私はきっと能力の出し方や心の状態に波がある。ムラが大きいのだろうか。でも皆はそんなことはなさそうだ。絵が上手な人はいつも上手だし、足が速い人はいつも速い。教室で、しゃべれたり、しゃべれなかったりする人などいない。やっぱり私はおかしいと、また自分を訳も分からず責めた。

変わろうと努力しようにも身体が動かなくなってしまうとどうしようもなかった。あの子は大人しい。あまりしゃべらない。ちょっと変わっている。暗い。幼い頃からの小さな誤解は日常の中でどんどん増えていって、私は解く術もない。そのまま誤解に取り囲まれてしまっていた。いつも受け身な自分を怠惰に感じてまた責めた。私の努力不足なのかもしれない。場面緘黙の症状そのものへの困り感もあるが、それ以上に、誤解などから来る自責や自己否定が苦しい。年々、私の人格や人間性そのものへの誤解に縛られていく。常に現在進行形で積み重なる自己否定と引き換えに、生きるエネルギーは順調に奪われ低下していく。

作文が書けないのは、私の場合、自分の気持ちを知られるのがこわかったのだと思う。あとは、感想をどう書けばいいのか、というのが分からなかった。自分がどう感じたのかが、よく分からないことが多かったからだ。でも、何も書かなくて注意されたり、目立ったりするのがこわくて、何とか書いていた。周りの皆はどうして疑問もなくすらすらと書けるのだろうと思うと不思議だった。

なぜか、作文には自分の本当の気持ちを書かなければいけないという気持ちが強すぎて、自分を出せない気持ちと拮抗していた。家でなら自分の本心も書けたが、学校に持っていって提出したあとに、すごく嫌な気持ちになったこともあった。手紙を書いても出せないこともあったし、出してから後悔することもあった。どうしても、自分の素を見られたくなかったのだと思う。

中学の卒業文集に載せる作文に、「私だけがシャボン玉の膜の中に閉じ込められているような日々だった」などと書いて持っていったのだが、学校に行くとそれを提出するのはまずいと感じた。自分の本当の気持ちを知られるのが急にこわくなった。きっと私の作文以外は、楽しい思い出を書いたものばかりだろうから、水を差してしまう気もした。幸いにも、書き直せる時間があったので、当たり障りなく修学旅行の思い出を書いて提出した。間に合うように必死だった。こういうことがあると、自分の気持ちを隠して嘘をついているような気がして、いちいち自己嫌悪してしまう。

中学で、またも将来の夢問題が勃発した。将来の夢を作文に書いて、授業参観の日に発表するというのだ。作文、授業参観、発表の三拍子揃うのは、場面緘黙の人にとってはひとつの地獄かもしれない。私は深夜まで唸って何とか書こうとしたが、書けなかった。将来の夢は私にとって鬼門なのだ。何の取り柄もないできそこないの私には、将来などあるはずがない。だが、将来の夢として適当なことを書くのもためらわれた。何度も、何か書こうとしては消した。最終的に、私は苦し紛れに、人を傷つけない人になりたいと書いた。この授業で求められている夢とはちょっと違うだろうが、本心から外れているわけでもなかった。何度も書き直したので配布された作文用紙は破れかけて、字が読めるのかどうか不安なほどぐちゃぐちゃになっていた。

授業参観では、親御さんたちが教室の後ろをぐるりと取り囲む。背後からたくさんの人に見られていると思うと、こわい。席に着いている私は頭が上げられなかった。別の参観日に、「あなただけ寝ていたでしょう?」と親に言われショックだったことがある。

とうとう発表するというとき、私の緊張は極まっていた。さらに、何日も前からの不安や、作文がうまく書けなかったことなど、いろいろな気持ちが胸にこみ上げてきた。あろうことか、私は泣いてしまった。人前で泣くのは何より恥ずべきことだと思っていたのに。それでも、聞き取れるかどうか分からないくらいの小さな声で発表し終えた。

どうして私は皆のように「普通」にできないのだろう。消えたい、一生の恥だ。やるせない、悔しい、情けない、悲しい。作文用紙のように、心がぐちゃぐちゃになっている。答えを逸らしているような自分の作文に自信がもてない。皆の発表を聴いて、私だけがまともな将来の夢をもっていないことが虚しく感じる。適当に書いて要領よく取り繕うこともできなかった自分の不器用さが惨めになる。

先生が泣いた私をフォローしようとしたのか、作文の内容を立派だと褒めた。クラスメイトが、「すごいね」と言った。でも私は、また誤解だ、また私は誰にも理解されていないと思ってもっと悲しくなって泣いた。絶望した。誰かひとりでもいいから、私のことを理解してくれたら良いのに。そのときは、私の親が授業参観に来ていなかったことが救いだった。

運動会や文化祭などの行事、鼓笛隊や合唱なども苦痛だった。ただでさえ人目があると身体が固まってしまうのに、運動会では勝負のために一丸とならなければというプレッシャーも大きい。リレーなどの競技は、自分のせいで負けたらどうしようなど、連帯責任が恐怖となる。応援の練習は大きな声を出せと言われるし、組体操もこわい。私がこわがって固まっていると先生が無理やり引っ張って、人の上に乗せようとした。

文化祭などの行事も、役割があっても人と協力して行なうことができず苦しい。中学、高校と年齢が上がると、内容の自由度も増してくる。自分たちで好きな内容を考えて良いという雰囲気になる。そうすると、自分には居場所などなかったし、周りからは余計に好きで輪に入ってこないように見られてしまう。

どうやって話し合ったらいいのか分からなくて、二人一組の役割を私ひとりでやってしまい、相手の子を傷つけてしまうこともあった。確か中学の文化祭で、演劇の裏方的な仕事だった。私が無言、無表情でやっていたので、相手の子は、私に「無視された」「自分に対して怒っている」「嫌われている」などと感じてしまったかもしれない。その子の表情を見て傷つけてしまったことに気付いたが、謝ることもできずどうしようもなくて、本当に情けなかった。その子の表情を思い出す度に、「ごめんね」と思う。

鼓笛隊や音楽発表では、自分のやりたい役ができなかった。幼稚園の頃は、ポンポンがやりたかったのだが、役を決めるとき「ポンポン」が何か分からなくて、聞けなくて、鍵盤ハーモニカになってしまった。でも、ポンポンを持って歌って踊れたかというと、疑わしい。

小学生の頃は、フラッグをやりたかったのだが、希望者が多くて予選が行なわれた。内容は、初めて手にするフラッグを、先生たちの前で自由に振ってみてというものだった。自由に、というのがいちばん苦手な私はクラクラとした。かっこよく旗を振る姿を、先生たちの前でいきなり再現することなどとてもできなかった。予選の内容も聞かされていなかった。決まった振り方を家で練習してきて発表する形式だったら、まだ良かったのにと思う。結局また、その他大勢の鍵盤ハーモニカになってしまった。

幼稚園では、一度、鼓笛隊を先頭で誘導する役をやったことがある。目印の大きな旗を掲げ持ち、決められたコースを先導して歩いていく。その役を自分から希望した記憶はないが、先生がすごく褒めてくれたのを覚えている。もしかしたら、私に自信をもたせようとしてくれたのかもしれない。セリフを言うわけでもないし、楽器を演奏するわけでもないので、私にはやりやすい役だったのだろう。

合唱では、自分の存在も声も、大勢の人に紛れてしまう。だから歌うことができたし、それほど苦痛ではなかった。むしろ、普段声を出せないぶんそこで声を出していたくらいだ。だが、場面緘黙の人は、合唱や応援の練習で声を出すことが苦しい人もいると思う。とくに、大きな声を出すように強いられるとすごくしんどい。声を出したいけれど出せない。そういった症状で苦しんでいる人にとって、最も苦痛な要求のひとつといってもいい。

先生から、騒いでいるクラスメイト全体に注意するように言われたときは、「静かにしてください」と何度も言わされる羽目になった。その科目の担当の係だったから頼まれたのだが、何度言っても静まらなくて、つらかった。先生には、「ちゃんと大きな声で注意しないからだ！」などと怒られた。自分では大きな声を出しているつもりでも、どうしても大きな声が出せなかった。

「おはよう」などのあいさつも、できるときとできないときがあった。場面緘黙の症状が強かった幼稚園と高校の頃は、あまりできていなかったと思う。表情も無表情に近いか、乏しかった。当たり前だが、あいさつができないと周りに溶け込みにくい。話しかけたり、話しかけられたりするチャンスも逃してしまう。あいさつだけしてあとは話さないのも、周りからは疑問だろう。私の中では「したいのにできない」という困難や、「そういうつもりではなかった」という誤解でも、周りからはそうは思われていない。学校での私は、始終怯えている異星人だった。孤独な私は心の底から理解者を希求していたが、周りから見た私も、異星人くらい理解しがたい存在だっただろう。

4　家での自分

学校での困りごとばかり羅列すると、子ども時代の私は苦しいことばかりのように見える。だが、もちろん楽しい時間もあった。

家での私は自由だったし、とても元気だった。わがままで、お調子者で、ひょうきんだった。うるさいほどおしゃべりだった。学校で話せないぶん、母に弾丸のようにしゃべりまくることもあった。学校で長時間過ごし、これ以上内に貯めておけないほど、気持ちや言葉が満杯になっている。家でのおしゃべりは、コップの水が溢れるようなものだった。妹にも、話したいことは何でも話していた。

暴君のように、わがままを通そうとしたり、何か指摘されると烈火のごとく怒ったりすることもあった。感情をむき出しにして癇癪を起こすこともあり、自分を出すということが度を超えていた部分もあった気がする。それでもひどく叱責されることもなく、家族には受け入れられていた。

両親と私と妹の四人家族で、愛情を感じながら、不自由なく育った。私には先天性の心疾患があり、ごく小さい頃はあまり泣かせないようにしていたらしい。体が健康でさえあればと、甘やかされていたくらいだった。

家では、疲れるまでしゃべりまくって、妹と取っ組み合いの喧嘩をしたり、泥のように眠り続けたりした。学校で抑えられていたエネルギーを発散し、削られた心身を回復していた。私は、本来はおしゃべりで、エネルギーに満ち溢れているのかもしれないと思う瞬間だった。

学校では、常に何かに支配されてコントロールされ、思うように動けない苦しさがある。それが場面緘黙だとは知らなかったが、家では暴君になることで、その苦しさを発散させていた。

支配される鬱憤を、自分が支配することで晴らしたかったのだろう。生意気に母親に命令をしたり、わがままを言ったりして困らせていた。視線恐怖や対人恐怖、被害妄想がひどくて、些細なことがすべて私への攻撃に思える日々。家では妹に攻撃的なことばかり言って止められなくなってしまうこともあった。弱い者に当たり散らす。そんな最低な自分は人でなしだと思った。

家での私は最低だったが、最高にのびのびしていた。安心して自分を出せていた。逆に言えば、このような家での過ごし方・家族との関係に依存していたからこそ、学校生活が成り立っている危うい状態でもあった。私も家族も周りの人も、誰も場面緘黙など知らなかったし、私は誰かに、そのことで救いを求めるのを諦めていた。学校での私について、何も言われない環境を、私は自ら選んでいたのかもしれない。だけど、それは一種の逃避で、根本解決はもたらさないことも知っていた。私は自分がなぜ苦しいのかは言え（わ）ず、だけど家族を苦しさのはけ口にしていた。綱渡り的な歪んだバランスの上で当時の私の生活と精神は成り立っていた。私が長いこと人と信頼関係を築けなかったのは、場面緘黙だから、ではなくて、この最低さのせいだったような気もしている。私は家の中に、無意識の共犯関係をもたらしていた。こんな生き方しかできないことが恥ずかしいが、どうしたらよいのかわからないままに、私は家をシエルター化してしまっていた。

内弁慶と言えば聞こえが良過ぎるくらい、家と外での私は全くちがう。だからこそ、学校でこんな私を知られたらと考えるのは恐ろしいことでもあった。

子どもの頃から感情の振れ幅が大きくて、いつでも振り回されているような気がした。激しい感情は、完全に自分のコントロール外にあった。私は家でよく癇癪を起こしていたし、テンションが上がると抑えられないこともあった。

癇癪を起こして一気に感情をぶちまけるということは、緘黙になって一気に一言も発さなくなることと、ベクトルがちがうだけで同じ極端さなのだということに、私は長いこと気が付いていなかった。かんもくネットのおしゃべり会で、臨床心理士の角田圭子さんが場面緘黙児の癇癪について話していて、はっとした。感情のコントロールがむずかしいことが、場面緘黙の人の問題の核にあるのだと。

私の癇癪は高校生になっても続いていて、とうとう父に「頭がおかしいんじゃないのか」と言われた。高校生にもなって癇癪を起こして暴れる娘を前に、ついカッとなって、言ってしまったのだろう。今思えば、高校生の頃は場面緘黙の症状がひどかったうえ、幼稚園の頃からの自己否定の積み重ねも限界を超えていた。さらに進路決定などが差し迫り、不安で爆発しそうな精神状態だ。場面緘黙的な悩みは親にも言えなかったから、些細なことで母に八つ当たりするような爆発の仕方だったと思う。

小学生の頃、私は「学校がストレスだ」と言ったことがある。そんなとき、父は「子どもに何のストレスがある?」と言うような人だった。母には、子どもの頃に視線恐怖や対人恐怖について伝えようとしたところ、「それは自意識過剰というのだ」と言われたことがある。それ以来、相談する気は失せていた。私が何気なく言ったと受け取り、何気なく返したのだろう。私は対人面の悩みを隠しがちだった。もともと親に対しても、本心を話すことへの恥ずかしさがあった。

家では、安心して寝て食べてわがままが言えるのだから、それで充分だったし、そんな唯一の居心地の良い場所が変わってしまうのは嫌だった。もし、「学校でもっとがんばりなさい」「もっと話しなさい」などと言われたら、私の居場所はなくなってしまう。家での私は、学校での緊張の反動なのか、弛緩しきっていた。ごろごろして好きなだけテレビを見たり、絵を描いたり、漫画や本を読んだり、怠惰にも、自分らしくも過ごせる。何時間でも眠ることができる。家では楽に過ごせるし、家族で過ごす団らんの時は純粋に楽しい。

場面緘黙とは関係なく、私は依存体質なのかもしれない。人に攻撃的にならないとストレスが発散できない弱い人間なのかもしれない。親自身の育ち方には、苦労も感じられる。人とのつながりが希薄過ぎることはしんどい。だが、人と深く関わると、私はまた家族に対するように、ひどい態度を取ってしまうのではないか。まるで人を物のように扱ってしまう気がする。その結果、傷つけて、蔑《さげす》まれて、嫌われる。相手が大切な人だったら、なおさらそんな関係にはなりたくない。

話せないうえに、自分の家族との関わり方を、とても肯定できない。私は、人と親密になるのは無理かもしれない。むしろ、ならない方がいいのかもしれない。どうせ人といるだけで緊張して疲れてしまうのだし、関われば傷つけてしまう。一生孤独に生きていくしかないのだろう。中学生の頃には、そういった恐怖が新たに芽生えていた。一層、誰かに、家での本当の自分を知られたら終わりだという気持ちも強くなっていた。

家での自分と学校での自分。身内との自分と外での自分。言動や気分、精神状態がちがい過ぎる。家では、感情や欲求をある意味粗末に垂れ流して、放つことさえしている。学校では、おくびにも出さないくせに、だ。身内にはべったりと依存して、外では誰とも関係を築けない。そんな正反対の状態が毎日交互にやって来る。私はもう何年も行ったり来たり行ったり来たりさせられている。そのうち、本当に双極性障害や気分障害にでもなってしまわないだろうかと思ったりする。

たとえグレーゾーンでも、子どもの頃から日常的に「かけ離れた私」を生き続けることは、想像以上にしんどい可能性がある。私は本当に頭がおかしいのかもしれないと、子どもの頃は何度も真剣にそう思っていた。

5　話せた記憶

家族だけでなく、祖父母や親戚とも場所を問わず話せていた。歳下のいとこたちともよく遊んだ。そんなときは楽しかったし、テンションが上がっていた。学校のような不自由さやぎこちなさは起きなかった。だけど、家の外で偶然学校の子に出くわせば、誰といてもしゃべれなかった。

妹や、近所の幼なじみたちともよく遊んでいた。お互いの家を行き来したり、外で遊んだり、時には近所中の子どもたち皆で遊ぶこともあった。仲たがいや喧嘩をすることもあっただろうが、仲直りしてまた遊んでいた気がする。そこでは、コミュニケーションが取れていたし、仲たがいしてまた仲直りするというような、成長過程に必要であろうやり取りも起きていた。

近所の仲良しの幼なじみは歳が同じだった。その女の子は、幼稚園に入る前から仲が良かった。私にとっては貴重な、安心して話せる存在だ。だが、幼稚園に入園すると、園で話せない、いつもとちがう私の姿を、その子に見られるのが恥ずかしくなった。その子と私が普通に話している姿を、ほかの子に見られるのも恥ずかしい。小学校に入っても、中学校に入ってもそれが続いた。その子がいると安心感があるせいか、クラスが同じとき私は少し明るくなれたし、少し話せた。だけど、教室での私は大人しくなってしまうので、その子との関係も微妙になってしまった。普通に話している姿をクラスメイトに見られるのがこわくて、教室ではその子ともあまり話せなくなってしまう。なので、クラスが同じになっても、ちがうグループに属すことが多かった気がする。その子はクラスが変わればすぐに新しい友達ができるのに、私は誰かと新たに仲良くなることがむずかしい。私の方だけが依存心を抱いてしまうことが情けなかったが、教室の中では、周りの目を気にして、その子に頼ることもできなかった。助けてくれたり、フォローしてくれたりすることはたくさんあったけれど、私が何かしてあげることはできない。

幼稚園から小学校の低学年頃までは、クラスの女の子グループ同士の境界線は曖昧で、私もそんなに過敏にならずに過ごせていたと思う。話せないことや、うまく自分を出せないことに違和感はあったが、周りからどう見られているかということは、そこまで気にしていなかった。

小学校中学年くらいからは、グループ分けやスクールカーストなど教室内の組織的な派閥やヒエラルキーがはっきりしてくる。それまで何となく幼なじみに助けられながら過ごしてきたが、クラスが分かれると一気に不安になった。自分が周りからどのように見られているのかということにも、年齢が上がるにつれて過敏になる。自分も、周りも、客観的に自分のポジションやキャラ、居場所を把握し始める。私の「大人しいキャラ」は完全に確立されており、「しゃべった！」という反応や注目を浴びることが以前よりこわくなっていた。そうなると、「話すこと」への諦めも深まっていく。そういった心理面のブレーキがかかると、集団への慣れによって不安は下がっていても、話し出すことが難しくなっていく。複雑な環境でうまくやっていくことのプレッシャーは大きい。教室で居場所を失うことへの緊張感が高まり、要領の悪い自分を呪ってばかりだった。

稀に、学校で話せた記憶として、小学校の掃除の時間がある。1日30分程度の掃除の時間だけは、教室やクラスメイトから解放される。ほぼ私の「しゃべらないキャラ」を知らない人が集まるのだ。縦割りで、各学年から男女2人ずつ、計12人の班が組まれる。必ず同じクラスの男の子が1人一緒になるわけだが、メンバーによっては掃除の時間だけは楽しいと思える年もあった。場所も、普段は入らない放送室や体育館など、開放感があった。

幼なじみの存在や、教室内での居場所の影響などで、小中学校の間は話せたり話せなかったりを繰り返していた。基本的に授業で求められる最低限のことは話せていたので、学校での普段のテンションに、どうも波があるという感じだ。大人しいなりにも、何となくいつもより明るくなれるなとか、暗くなってしまうなとか、気分やテンションの些細なちがいを感じていた。気分やテンションによっては話せることがあるということには、子ども心にも何となく気付いていた。話せないことで過度に落ち込んだり、心配したり、そんな不安定な精神状態で過ごし続けたために、安定した精神状態を知らない。毎回、卒業が近付くと、学校から解放される嬉しさからテンションが上がった。

幼稚園では、唯一安心して話せる幼なじみとは、ちがう組だった。高校は、ちがう学校へ進んだ。安心できる人がいない幼稚園と高校時代の症状はとくに顕著だった。でも、その頃とくらべれば、小中学校のときの私はわりと楽しく過ごせていたし、明るく話せることもあったと思う。

その子も含め近所の幼なじみたちとは、習いごとにも一緒に通った。妹とは、ピアノにも通った。そこで会うちがう学校の子や、習い事の先生とは、学校での私よりは話せていた。けれど、話せないことや言葉足らずで起こる些細な誤解を気に病んで、その誤解を誰にも言えないまま、中学になる頃には自分からやめてしまっていた。


小学校2年生のとき、先天性の心疾患があった私は、手術をするため入院した。1か月ほどの入院だったと思う。入院中は、自分でも驚くほどやんちゃだった。仲の良い男の子の友達もできて、毎日遊んでいた。病室には、入院している子のお母さんたちも居たが、大きな声でしゃべったり、歌ったり、はしゃいだりしていた。学校での自分とはまるでちがっていた。調子に乗っているほどだった。楽しかった。

今思うと、母が一緒にいた安心感と、学校での私のことを皆は知らないという安心感があったのだと思う。私に対して「しゃべらない子」という先入観をもたれていない安心から、やんちゃな程はしゃいだりできたのだろう。周りの人たちも、皆優しかったのだと思う。心臓の手術に対する恐怖を紛らわす部分もあったのかもしれないが、学校での反動かと思えるようなハイテンションの入院生活だった。この記憶を思い出すと、私はやっぱり場面緘黙だったのだろうなと感じる。

小学校の中学年の頃には、近所に引っ越してきた同級生の女の子と仲良くなった。その子とは学校で同じクラスになることは一度もなかったが、お互いの家で遊んだり、一緒に通学したり、中学の頃は同じ塾に通ったりもした。高校も同じだった。今思うと、教室での私を知られない距離感だったから、仲良くなれた気がする。通学路では、この子や、もともと仲の良い幼なじみの子と一緒だったので、私はほっとしていたし、2人とは話すことができた。

通っていた塾でも、学校よりは話すことができていて、楽しかった。同じ学校の子も数人居たが、皆私とちがうクラスだったのがよかったのかもしれない。もし同じクラスの子が居たら、話している姿を見られたくない気持ちが強くて、楽しく通えなかっただろう。

相変わらず口数が少なくて、連絡簿に「元気な声で」「(英語の授業で)下を向かないで相手の目を見て話せると良いね」などと書かれていた。だが、ひとりひとりをよく見て、努力を認めてくれる塾だったので、生まれて初めて真面目に勉強する気が起きた。

正直、誘われて塾に入ったものの、将来に絶望していた私は、勉強など何の意味があるのだろうとひねくれていた。性根が怠惰だからだろうが、学校でエネルギーを消耗し過ぎることもあり、それまで家でまともに勉強することはなかった。塾の先生はひとりひとりをよく見ていて、私のこともよく見ていた。注意されることもあったが、褒めてくれることもある。こんな風に私を見てくれる大人は初めてかもしれないと感じた私には、先生の期待に応えたい、もっと認められたいという気持ちが湧いたのだと思う。怒られるのがこわかったのもあるが、勉強をするようになった。努力で結果が出る、頑張りを認められる、という当たり前のことを、私は初めて体験したような気がした。しかし、場面緘黙的な部分だけは、どうしても改善できない。勉強を頑張って成績が上がったところで、改善することはない。私の筋金入りの人でなしだって変わらないだろう。頻繁に声の大きさなどを指摘されると、私はこの先生にも分かってもらえない、否定された、やっぱり誰も私のことを理解してはくれないという気持ちになってきた。

学校では、成績が上がって優等生と見られることで、授業での場面緘黙的な消極性や鈍さが目立ってしまう。先生には、余計に「やればできるのにやらない」という目で見られるようになる。作文や日記の苦手さを、ヤケクソでふざけたような内容にしてごまかすこともあり、ナメている・生意気だと受け取られていたような気もする。成績が上がったことで自信を得て、少し明るくなったり、機敏になったりもしたが、一瞬で元に戻ってしまった。

私は自分がなくて、依存しやすい。それは、場面緘黙とは別の問題かもしれない。塾での勉強も、認められたい、怒られたくないなどという完全に主体性のない理由だったこともあり、すぐに適当なルーティーンと化してしまった。

6 輪＝話＝和に入れない

場面緘黙の人は、社会を意識し過ぎるがゆえに緊張やプレッシャーが高まっているのかもしれない。私は集団の中に入ると、社会規範に沿うことだったり、空気を読んだり、場を乱さないことを最重要視してしまう。恐怖からくる自己防衛的な反応なのだろうが、強迫的なほど「適応しなければならない」と感じてしまう。そのような反応は、私自身の本来の気持ちを凌駕する。

幼い頃、この社会には、毎日会社に勤めて働いて生きる道しかないと考えていた。きっと大人になっても学校での地獄から解放されない。思い描く将来は絶望に包まれていた。知らず知らずのうちに、社会が求めているものを感じ取って内面化しては、それに対する過剰適応を志向した。しかし、身体は正反対の場面緘黙状態になっていく。そして、社会不適応だという自責を繰り返す。

頭と身体、理想と現実が、遠くかけ離れ、引き裂かれていく。話したい私と、話せない私。動きたい私と動けない私。心はいつも置いてきぼりだった。さらに、私は入れ子状の暗闇に閉じ込められていた。もし話せるようになっても、人と仲良くなれるようになっても、あるいは思い描いた社会的優等生になれても、この社会では幸せになれる気がしない。会社や組織に属することが必要である限り、場面緘黙からは逃れられないだろう。そして、生きている限り社会からは逃れられない。不安が強いから過剰適応したいのに、それができなくて自己否定をする。生きづらくなる。だが、そもそも適応したい社会そのものに私は何も期待していない。何故こんなに苦しむ必要があるのかが、分からない。

子どもの頃は、言われたことは何でも守らなければならないと思っていた。「先生が言ったから」「親が言ったから」と、疑うことなど微塵もなかった。幼いせいもあって極端に鵜呑みにしてしまっていたのであろうが、母に四角四面とまで言われた。

聞いた通りや字面どおり、きっちり守ろうとするのは、場面緘黙由来ではないかもしれない。だが、守りたいと強く思っていることを、幼稚園や学校で、場面緘黙によって守れないということが起きてくる。皆で楽しく遊ぼうとか、挨拶をしっかりするとか、ごく当たり前のこともできない。与えられた役割や責任を全うできないこともある。そんなとき、私は人知れず深く傷ついていたし、自分を強く責めていた。

社会規範に強固なまでにとらわれ、柔軟性に乏しく、思い込みが強い。すべてを完璧にこなせなければ0点と同じ。私は極端な白黒思考と、狭小な社会像を抱いている子どもだった。そして他者から言われた言葉は、刃のように私の心を抉《えぐ》ってくる。少しでも否定されると全人格を否定された感覚に陥ってしまう。身を削られたくないから、防御が激しくなる。何としても、他者からの否定的評価を跳ね除けたい。そのためにも、私は行き過ぎるほどに適応していたい。迷惑をかけたくない。誰にも何も言わせたくない。そうすれば私は、やっと安心を得られるだろう。不安を取り除きたいのだ。この社会に生きていたいから過剰適応したい訳ではない。

今思えば、完全に物の見方と考え方が硬直している。思考の緊張が、そのまま身体に出ているようだ。いつも、どこでも、誰に対しても、私は完璧以上に完璧に振る舞わなければいけない。そんな過剰適応をしようとし過ぎる気持ちがそのまま緊張となり、場面緘黙の発症につながったのではないだろうか。我ながら、憐れみと滑稽を覚える。

話せなくても、周りの人たちの観察だけはできる。そうすると、洞察力や観察力が養われていく場合もあるだろう。だが、空気は十二分に読めていても、身体が動かないし話せないということがよく起こる。そういう状況下も、気持ちとしてはしんどいものがある。

場面緘黙の人の中で、社会不安障害をもつ人の割合は高いと言われている。私自身、社会不安や、社交不安を根っこにもっている気がする。そのせいなのか、すごく場を乱さないように気を遣おうとする。でも実際には、「盛り下げないようにしなきゃ」「白けさせないようにしなきゃ」と思うばかりで、何もできないことが多い。どんなに場を乱さないようにと思っていても、私が話さないことや話せないことで場が盛り下がってしまうこともある。和を大切にしたいのに、話ができないから、輪に入れないのだ。

幼稚園への入園をきっかけに場面緘黙傾向に気が付いたのは、初めての社会的場面、初めての集団生活だったからだろうとずっと思っていた。だが、あまりにも記憶になくて完全に忘れていたのだが、私は幼稚園に入る前に、数か月だけ保育園に通っていたらしい。そのときの様子は、母もあまり覚えていないようだ。私も思い出すことができない。母も覚えていないくらいなので、通園を嫌がって困らせたようなことも、とくになかったのだと推測する。

私にとって、幼稚園が初めての集団生活ではなかったのが自分でも意外だった。幼稚園に入園したのは4歳頃で、2年保育だ。すでに物心ついていて、記憶もしっかりある。保育園に通っていたのは3歳頃だろうが、その頃の記憶はほとんどない。物心つく前、自我がまだ曖昧な頃なら私は集団に溶け込めていたのだろうか。その頃から園に通い続けていたならば、私は場面緘黙にはならなかったのだろうか。

輪というのは、いわゆるコミュニティとも言える。学校の中では、どうしてもどこにも属し切れない自分がいた。結局、私はうまく話せない。話しかけられるのは嬉しいけれど、答えられないと思うとこわい。安心できる居場所は欲しいけれど、人と関わることに、ものすごく消耗する。私自身の気持ちも引き裂かれている。そのような気持ちで、いつも一緒に仲良く過ごす＝完全に属すということはむずかしいのかもしれない。

それに、私には自然と仲良くなるということや、コミュニケーションを取るということが、よく分からなかった。学校では、それがうまくできたことがあまりなかった。でも、自分の話をすると、相手も自分の話をしたりして、お互いの素を少しずつ見せ合うことで、仲が深まっていくだろうことは感じられた。私にとっては、自分の話をすることも、素を出すことも、とてもハードルが高い。やっぱり、学校では、誰かと新たに友達になるということができないのだった。それ以前に、迷惑だろう、お荷物だろうという気持ちが強くて、その場から一刻も早くいなくなりたいと思ってしまう。結局、地蔵のように固まるか、何も言わずニコニコしていることしかできない。

場面緘黙の当事者交流会で、学生時代どうしてお弁当を一緒に食べる人が居たのかと問われたことがある。たしかに、全く話せなかったらお弁当を一緒に食べる人もいなかったかもしれない。教室では、深く親しくはなれないものの、何とかどこかのグループに片足を入れさせてもらえていた。その理由は、一貫して全く話せなかったわけではないことと、大人しいけれどニコニコしていることも多かったから、かもしれない。自分では、いつもヘラヘラしているようで嫌だったが、敵意はもたれなかったのだろう。

小中学校でもニコニコしていることは多かった。当時は意識していなかったが、表情やうなずきでもコミュニケーションは取れていたのかもしれない。小学生の頃、学校で話せないぶん、うなずきにあらわれていたときがあったようで、先生から「深くうなずきながら話を聴いている」と褒められた。自分でも気付いていなかったから、指摘されて「しまった!」と思った。自分の素が出ていたことがものすごく恥ずかしくなって、それ以来先生の話をうなずきながら聴くのをやめてしまった。

高校時代は症状が強くて、表情が出ないことも多かった。無表情に近かったのか、ほとんど話したことのないクラスメイトに、突然「もっと笑ったほうがいいよ！」と言われたこともあった。それでも、お弁当を食べるときは私のことを輪に入れてくれる子たちがいた。私は人に恵まれて、助けられていたと思う。ありがたい反面、私からは話すことも溶け込むこともできない申し訳なさが募った。

食べている間は、話せないから居たたまれないし、人と何か食べることは苦手だった。どうしても、教室でお弁当をひとりで食べることが耐えられないから、お弁当のときだけ入れてもらっているような負い目も感じた。自分が卑怯に感じられて、惨《みじ》めだった。

グループ内で、自分から話し出すことはまずないけれど、あきらかに私個人に向かって質問された場合には、答えることができた。会話に混ざれるほどの溶け込み感や流暢さには程遠いが、全く声が出ないという感じではなかった。それで、お情けかもしれないが、かろうじてグループに入れてもらえていたのだろう。

症状には波があったし、その日その日の調子もあった。今日は、いつもより少しだけ話せるなとか、いつもより話せないなとか、自分の中で微妙な差を感じながら過ごしていた。話せるときと話せないとき、話せる人と話せない人、話せる場所と話せない場所。環境や状況によって、条件反射的に変わる自分。場面緘黙を知らなかったから、明確に分けて考えることはできていなかったが、そういったことはいつも何となく感じられていて、ずっと不思議だった。

7　密室に閉じ込められる

周囲の視線を気にする必要がなければ、私だけが孤立するという恐怖から「何とかしなきゃ」と焦って怯える必要もない。孤立してしまったことが自分に劣等感を募らせることもない。授業中はそんな心配からは解放されるから、当てられない授業中がいちばん安心だった。

周りは皆話し相手がいるのに、私だけが孤立している。そんなときほど、耐えがたく苦痛なことはない。そのようなことは何度もあったし、その度に何も感じないようにしようとしてきたけれど、自分を殺す痛みに慣れることはない。ふと気が付いたら私だけ孤立していたとき、大人になった今でも、気が遠くなって涙が出そうになる。

周囲の視線など、気にしなければいい。他人は私などにそれほど興味はないはずだ。無理に言い聞かせなくともそう思えるようになったのは、30歳を越えてからだ。物心ついたときから、視線恐怖や対人恐怖が強かった。他者の存在の有無が、私の身体をこわばらせたり、ゆるめたりした。視線恐怖と自意識過剰の違いがよく分からなくて、私は自分のことを自意識過剰なのだと責めていた。でも、常に自分を見られているようで息苦しく、他者の視線にしばられてしまうように感じるのは、場面緘黙的な症状に近かったのではないだろうか。

私の中には、周りに適応できない私を批判する目がある。私は常にその視線に怯えていた。徐々に被害妄想的になっていき、私を攻撃する周囲の視線と自分の視線が、区別できなくなっていく。「陰気で、役立たずで、最低」。本当は誰もそんなことは言っていない。自分が自分に、言っているだけなのだ。そして、それは社会からの声にも感じられる。

愚鈍な私をむやみに批判するのは、社会ではこうするべきだという規範意識だったり、先生や親に認めてもらいたい承認欲求だったり、役割は果たさなければならないという責任感だったりした。自分を、空気の読めない無能者だと思いたくもなかった。自分が思うように振る舞えたら、こうしたい。だけど、できない。だから、貶《おとし》める。その繰り返しだった。理想が高過ぎたのかもしれない。本当は無能ではないのにという気持ちもあっただろう。私は実態のない社会的通念を極端に自分に押し付けていた。そういったものの内面化は、幼稚園の頃から始まって、どんどん強固になっていって、現在でも私を苦しめている。誰よりも自分に普通を求めていたのは実は自分だった。でも、自分で自分の首を締めていたことには、大人になってからしか気付けない。「生きづらさのすべてを学校や社会のせいにしている自分は卑怯」だという自責も強かった。本当は、すべてが自分だけのせいではないし、学校や社会だけのせいでもないはずなのに、自己否定の無限ループに絡め取られてしまっていた。

普通とは何か、実態は分かっていなかった。触れることのない私以外の人たちやコミュニティを外から見て、想像していただけだ。私にとっては幻想だった普通を、ちゃんと見ようともせず決め付けていたのは自分だったのかもしれない。本当は、ひとりひとりちがっていたのだろうし、ひとりひとりの中に、それぞれの普通の基準があったのかもしれない。だが、人と接する機会がなさすぎて、誰かを通してそれを知るきっかけはなかった。結果的に、「私は普通ではない」ということばかりを反芻してしまうことになった。学校へ行くと、うまく話せなくなる。自分が心の奥底に潜りこんで隠れてしまう。こんなことで悩んでいるのは、きっと世界で私だけだ。そう思ってしまった。

自己否定と劣等感が、生きているだけで雪だるま式に膨らんでいく。行き場のない承認欲求が危険なほどに加速していく。私だって、ちゃんと人として存在している。そのことに、誰ひとり気付いてくれていない気がする。誰も私を認めてくれない。誰も私を理解してくれない。誰かひとりでいいから私を理解してほしい。この気持ちに飲まれたら、私はどんどん歪んでいくだろう。この先の人生、現実逃避して完全に孤独なまま生きるのでは、根本的に幸せにはなれない。だけど苦し過ぎて、私は永久に避難していたいほどだ。この苦しさは、自業自得だから、仕方ない。この苦しさは、私のせいじゃない。死にたい。死にたくない。消えたい。消えたくない。全部なくなればいい。私ほどくだらなくて醜い人間はいない。いや、私は本当は醜くはない。自己否定で本当に身体に傷がつくなら、私はとっくに死んでいるのに。どこにも行けないし、どうしようもないし、私の人生はもう滅茶苦茶だ。

場面緘黙の人が皆こんな風に考えるわけではないだろう。私はむやみに自分を責め過ぎていたと思う。考え過ぎる性格も災いしている。だからこうなんだとか、それでああなんだとか、考えても分からないことまで考え続けてしまう。緊張で頭が真っ白になって声も出ず固まってしまうことも多いが、これを言ったらこう思われる、あれを言ったら傷つけるかもしれない、あれこれ考えているうちに何も言えなくなってしまうことも多い。仲間に入れてもらえても、孤立していない安心と引き換えに、適応できない居心地の悪さに苛《さいな》まれる。

繊細と言ったら聞こえは良いが、臆病で悲観的で、極端だった。気付いたらネガティブ一色になってしまったのは、場面緘黙ゆえ人に話す・相談する・頼る・解決のために行動するという選択肢がもてなかったからだろう。ほんの些細なことでも、口に出して誰かに聞いてもらうと心が軽くなるという経験がほとんどない。他者と接しないため、思考や視点が変化することがない。何とか自己解決するしか方法がないというところに、追い込まれる。

ひどく傷つきやすいことや、認知の歪みのようなものの影響もあるだろう。何か言われると、すべてを私への否定ととらえてしまう節もある。アドバイスや助言、ただ気付いたから言ったというレベルのことまで、すべてが人格否定に思えてくる。幼い頃からそうだった。被害妄想もひどくて、見られているだけで、睨まれているように感じた。何か言われると私が悪いせいだと考えていた。何も言われたくないから、何も言いたくないという、頑な気持ちもあったのかもしれない。

小学生の頃は、周りの人皆に自分の頭の中がすべて見透かされているのではないだろうかと思って、恐怖していた。私の悩みも、劣等感も、底の浅さのすべてが知れて、世界中の人から馬鹿にされているような気がした。高校生になると、どん底まで自分を罵ることは異常な自己愛の裏返しかもしれないと思って、反吐《へど》が出た。本当はナルシシズムやプライドの塊かもしれない私を知られたらどうしようと、恐れることにキリがない。

私がネガティブ一色の状態へ転がり続けてしまったのは、もともとの性質によるところも大きい。だが、場面緘黙傾向がもたらした劣等感と自責がガソリンとなって、私のネガティビティは大きく燃え上がってしまった。毎日のように自己否定のガソリンを供給してしまったから、私の前向きな気持ちや自尊心は、ほとんど焼き尽くされてしまったのだ。

場面緘黙の苦しみは、頭の中で起こり続ける。変化することのない「自分」の中で、記憶を反芻して焼き付けてしまう。光の見えない箱の中で、気が狂うほど自分をなじり続ける。気付いたら私は、私という密室に閉じ込められていた。

8　恋愛妄想に生きる

私が不登校にならず学校に通い続けた理由は、ふたつある。

ひとつは、不登校をする勇気がなかったから。学校に行きたくないと言う勇気がなかったし、なぜ行きたくないのかを、どう説明すればよいのか分からなかった。親にも、先生にも、自分の中で起きていることを説明する言葉はもっていなかった。

学校に行くと、自分が封じ込められてしまう。地蔵みたいに固まってしまう。うまく話せなくて、表情や動きも鈍くなる。私は極端に大人しくなってしまう。だが、それは体の病気ではない。行きたくないと言えば、甘えやわがままで済まされてしまう気がした。

家では、学校での弱い姿も、惨めな気持ちも、知られたくなかった。心配をかけたくなかったし、情けないとがっかりされたくもなかった。家では普通の子でいられたし、家に帰れば安心できたから。

学校でも、家での奔放《ほんぽう》な私を知られるのは怖い。余計に、何故学校ではそんなに大人しく黙っているのだと問い詰められるかもしれない。

もし悩みを何とか伝えられたところで、理解してもらえる自信もなかった。どんな反応をされるか、何と言われるか、考えただけで恐ろしい。私には不登校など無理だと思った。

現在とちがって、不登校という選択はまだまだ選ばれにくい時代でもあった。学校に行かない限り、どのように人生を歩む道があるのか、小学生の私には分からなかった。ぼんやりと大学に行きたいという気持ちもあったから、一度ドロップアウトしたら、その憧れも失うような気がした。当時は、不登校の生徒はクラスにひとり程度だったと思う。不登校をすれば、目立ってしまうだろうし、再度登校するほど注目を浴びることはないだろう。そんなことを考えていたので、学校に行かないという選択肢は私にはなかった。

私にはもうひとつ、学校に行く理由があった。小学校の教室に、たったひとりだけ、私に似た男の子がいたのだ。あまり言葉を発さないけれど、いつもニコニコしている。孤立することはないけれど、楽しそうでもない。話しかけられると、困ったような顔をしたり、はにかんだような顔をしたりしている。

私は、いつもその子のことがとても気になっていた。その子なら私のことを理解してくれるかもしれないと思うと、どうしても気になって仕方ないのだ。佇《たたず》まいとか、雰囲気に、言葉にできない近しいものを感じた。ふたりは似ていると言われたこともあった。いつしか、どんなに気にしないようにしても、吸い寄せられるようにその子のことを見てしまうようになった。

誰からも認められない、誰にも理解されない。私の行き場のない承認欲求は、大きくなり過ぎていて、今にも破裂しそうだった。足の先から指の先まで、私の身体中の承認欲求の全部が全部、その人に向かっていってしまう。その人のことを考えると、私は救われたような気持ちになれた。落ち込んでいても、癒された。そのうち、その人は夢に出てきて、私が今まで出会って話せなかったすべての人の象徴的存在になってしまった。きっと、私が世界でいちばん話したい人だったからだろう。私は神さまに祈るように、必死にその人のことを想っていた。頭の中で、その人のことを考えることが、私にとって最高の至福だった。それは、学校集団の中で、死んだ方がいいと自分で自分を洗脳してしまうことに対する、催眠療法みたいなものだったのかもしれない。あの人の存在があれば、私は生きていけたし、学校に通えた。きっと、話さえできれば、分かり合えるはずだと信じていた。でも、ほとんど話すことはない。気付かれないように、そっと盗み見るだけだ。

小学生の私は、知っていた。これは、恋愛ではないと。私の依存心であり、弱さなのだ。よりどころのない心がよりどころを見つけて、全力で寄りかかりたいのだろう。共依存したいだけなのだ。私の勝手でその人を巻き込んではいけない。自分の弱さのために、人に迷惑をかけてはいけない。それこそ、嫌われて軽蔑されるだろう。好き、否、これは恋ではない。好きになってはいけない。私はその子を好きなのではない。勝手に自分の願望を投影して、心が縋《すが》っているだけなのだ。

私はその子に対する気持ちさえ、自分叩きの燃料にした。きれいな初恋なんかじゃなくて、醜《みにく》い依存心なのだ。こんなに重たく寄りかかられたい人なんてきっといない。第一相手に失礼だし、奇跡的にどんなにうまくいったとしても、良い関係ではないだろう。このままいくと、私は害悪になる。長年その人と話せないまま、私はストーカーになってしまうのではないか。自分がこわい。あまりにも抗《あらが》いがたい自分の承認欲求の強さに、何度もそう思った。

その人を神聖な存在にしておきたい気持ちもあった。私だけの絶対的な存在。神さまにしておきたかった。だけど、こんなにも気になるなんて、恋愛感情もあるのだろうか。私は何年も心の中で、ひとり葛藤していた。一方現実では、ほとんど接点はない。同じ教室にいても、ほとんど話したことがないのだった。そう考えると、私は滑稽で惨めで、本当にどうしようもない痛い奴だ。

その人と気持ちが通じ合う夢を見ることだけが、心の支えになっていた。唯一私のことを理解できるという歪んだ妄想が膨らみ続ける。存在を神格化し過ぎたせいで、恋愛的な妄想をすることはためらわれたし、男女関係にとどまらない人間愛のようなものを夢想した。言葉がなくても、気持ちが通じ合う夢を見た。恋愛絡みにすると、神聖さが俗に堕《だ》するような気がしていた。目が合うこと、隣に座ること、同じ風景を見ること。それだけで気持ちが通じ合っているというようなことばかり夢想した。その度に、私は救われたような幸福感でいっぱいになった。夢の中に永住したかった。

私の頭の中だけで起きていること。誰にも知られない。知られてはならない。知られないで快を得られる。自己完結的な、完璧な現実逃避だ。日常の苦痛を和らげるため、私は頭の中に、自ら依存症的なサイクルをつくりあげてしまった。その子のことを考えるだけで脳内に快感がもたらされるようになった。だから、繰り返しその人の記憶を脳内に焼き付けた。何時間でも眠り続けて夢で会おうとした。夢の中でその人に会えた日は一日中嬉しい気持ちでいっぱいになった。夢の中でその人と話せれば、今まで話したいけど話せなかったすべての人たちと話せるようになれる気がした。

催眠療法というより、脳内麻薬だった。私にとって、苦しいだけの現実はどうでもよかった。頭の中の、その人の存在のためだけに生きていた。学校では話せないから、実際はどんな人なのかは分からない。私の頭の中のその人と、実際のその人が乖離し始めていた。

中学生になると、私はいつも泣いていた。些細なことでよく涙を流した。泣くのは、部屋にひとりでいるときが多かった。相変わらず、学校が苦痛だった。周りの人との距離の取り方がいつもうまくいかなくて、人間関係の悩みに疲れ切っていた。お決まりの自己否定にもうんざりしていた。勉強なども、どうでも良い。夜は眠れなくて、朝は起きられない。学校で眠くなる。家ではずっと寝ている。黙っている私の態度は、周りから誤解されてしまうことも多い。昔からそうだ。

あるとき、私は糸が切れたようになってしまった。もう、心が壊れそうだ。認めよう。認めて楽になってしまおう。あの男の子のことが、私は好きなのだと。そう心の中で決めると、急にすべてが輝き出したように楽しくなってきた。その子のことを見ているだけで高揚して、同じ教室で同じ空気を吸っていることだけで幸せな気持ちになれた。壊れるよりは、恋に堕すればいいと思った。だけど、そんな日々はすぐに過ぎ去ってしまった。話せなくても、見ていられるだけで幸せだったのに。気が付くと受験の時期が迫っていた。私はその男の子の志望校など知る由もなかった。接点のないまま、別々の高校へ進学した。どんなに好きでも、話せないから片想いにしかなり得ない。私は打ちひしがれて、脳内に焼き付けた映像を、擦り切れるまで再生し続けて生き延びた。

きっと、手の届かない人だからこそ、依存できた。対人恐怖で、場面緘黙傾向で、人と接することができない私には、実態のない脳内恋愛にしか依存できなかった。実体の伴う人に依存するのも、普通の友達も、恋愛も、無理なのだ。こんなに膨らんだ気持ちを知られるのはこわい。気持ち悪がられるに決まっている。もし実際に関われたところで、嫌われるのもこわい。嫌われて、脳内の神さまに依存することさえ禁じられるのは、もっとこわい。

ミュージシャンや芸能人のファンの心理と、少し似ているのかもしれない。遠い存在だからこそ、自己の願望を投影したり、幻想を膨らませたりする。その人のことを、いつも見ているのに、話せない。接することのない近くて遠い存在。どんなに思いが強くても、話せない私には祈ることしかできない。

刹那的な片想い。このときの記憶を何度捨てようとしても、私はどうしても反芻してしまう。忘れたいとどんなに願っても、忘れられない。しんどくなると、すぐ頭の中に逃げ込んでアクセスしてしまうのだ。どうしたら、忘れられる？　どうしたら、どうでもよくなる？　接点もないのに。成人しても、私は自分で強化してしまった回路から抜け出せないでいた。ほとんど話したことがないのに、十年も二十年も忘れられないで苦しんでいるなんて、狂っている。誰にも言えない。墓場までひとりで抱えていくしかない。私は依存症的な苦しみの中で何度も溺れそうになった。

第3章

場面緘黙の爆発

1　進路、大学への希望

高校へ入学すると、場面緘黙の症状が一気に強くなってしまった。希望していた進学校にギリギリの成績で受かった私は、さっそく落ちこぼれた。周りは要領の良い、文武両道の生徒ばかりで、私など身の置き場もない。入学早々、クラス内で、そつなくグループの棲み分けが完成された。

安心して話せる人も周りにいない。同じ塾に通っていた幼なじみとは、文系と理系で別れてしまい、遠く離れた教室にいる。3年間同じクラスになることはなさそうだ。何より、心の支えにしていた男の子がいないことが打撃だ。学校もちがうし、私には、もう姿を見ることさえできなそうだった。

この高校では、1日3時間の家庭学習を奨励していた。毎時間授業での小テストもあるし、宿題や予習も必須だ。部活も全員が入るべしという雰囲気。とてもついていけない。私には無理だ。新しい環境で、すべてに怯《おび》え、最初からひどく萎縮してしまった。

場面緘黙の人が、中学や高校の入学を機に話せるようになったという話をよく聞く。転校や、クラス替え、学校が変わるときなどは、教室のメンバーもガラッと入れ替わる。確かに、しゃべらない私を誰も知らない環境に行けば、私はしゃべれるようになれたかもしれない。固着してしまった「しゃべらないキャラ」から脱却する一瞬にして最大のチャンスだろう。でも、私には、そのチャンスに気付けるほどの知恵はなかった。環境の変化を利用して変わろうなんて、そんなこと思いもつかなかったのだ。

高校の入学式で、おそろいのバッグを持った子が隣に座っていて、思い切って声をかければよかったと後悔した。その後の3年間で、その子は趣味も気も合いそうだと感じたからだ。でも、属する居場所はちがっていて、接することもほとんどない。誰も自分のことを知らない学校に行って、環境を変えたら話せるようになれたかもしれないと思ったのは、大人になって場面緘黙を知ってからだ。

ぼんやりと、昔から憧れていた学校に入ってしまった。制服も好きだった。私には、一度決めると柔軟にイメージを変えられないところがある。その高校に進むと決めたら、イメージ通り全《まっと》うしたかった。自分に対しても、変われるはずがないという気持ちが固まってしまっていた。入学を機に変わろうと思えるほどの前向きなエネルギーも枯渇していて、ひたすら怯えながら入学した。

私の将来は終わっているかもしれない。また学校での地獄の日々が始まるのだろう。進学してからの困難は想像したくなかったし、想像できなかった。それに、私は大学に行きたかったから、進学校に行きたかったのだ。高校では、同じ小学校、中学校からの顔なじみも多かった。少し安心するような、でも、私を話せなくさせているような、複雑な気持ちだった。

私はグループに何とか入れてもらえて、その子たちと一緒にお弁当を食べることができた。だが輪に入ると、「私に向かって話していないのに笑っていいのかな?」「今この表情で合ってるのかな?」「私今どんな顔してるんだろう?」「話せないけど、話せないなりにもっと周りに合わせた方がいいのかな? でもどうやって?」などと考え出すと止まらなくなった。

そういえば子どもの頃に、話せないけどせめて笑おうと思って始終笑っていたら、頬の筋肉がヒクヒクと引きつったことがある。愛想笑いとも照れ笑いとも何とも言えない困り顔でニコニコし続けて、まるで道化師の気分だった。でも高校では、笑うこともままならなくなっていった。

場面緘黙を知った後、幼稚園から高校まで一緒だった同級生に、私の高校での印象を聞いてみたことがある。私が高校ではほとんどしゃべらなくなって、「あれ? どうしたんだろう?

ってずっと思っていて、話しかけてもコクンと頷くだけでどうしてよいのか分からなかったような……」とおしえてくれた。「授業中、先生が質問しても「……」だったから、皆も先生もどう反応していいか分からなかったと思う」「その時に心を許している人とはお話しできるけど、そうじゃない人や、大勢の中に居ると全くしゃべれないという感じ」だったそう。

教室での私は苦しいオーラでいっぱいだったのかもしれない。話せなくて、どうしていいか分からなくて、どこを見たらいいのかさえ分からなくなる。視線を泳がせたり、まばたきをしたりしながら、耐えている間がいちばん苦しい。

高校では、緘動に近い症状も出ていた。席に着いても何もできず、じっと石のように固まってしまう。予習するとか、本を読むとか、窓の外を眺めるとか、携帯をいじるとか、そういった意味のある行為や振る舞いは一切できなかった。緊張と恐怖で、縛られていた。教室で、ひとり俯《うつむ》きがちに前を向いて無表情で固まっている姿は異様だっただろう。

部活にも登録したが完全な幽霊部員だった。それでも、話せるようになりたい気持ちがあって、英語でスピーチをする部活を選んでいたのだが。部活動のように、皆で一緒に何かに取り組むとか、全員で協力して何かを目指すということは、したことがなかった。今まで、部活動自体にまともに参加したことがない。担任に部活のことを聞かれると、のらりくらりと頷いて逃げていた。本来は真面目な性格なので、こういったひとつひとつに胸が押し潰されそうになる。また摑《つか》み所のない不真面目な生徒だと思われている。窮地に追いやられたような状態の中、縋《すが》れるよりどころはなかった。また、頭の中の神さまに救いを求めてしまう。もし生まれた時点がゼロだとすると、私の人生はどこまでも転がり落ちるようにマイナスの方へ進んでいる。

教室は居場所がなくてつらいから、用事がなくてもお手洗いや図書館に行く。孤立感は中学の頃よりも深い。要領よく世渡りしていける人の多い空間の中では、私のような存在はとても浮いてしまう。勉強はすぐについていけなくなってしまった。私の居場所も、居る必要もないのだと思うと、苦痛が増進して心が死んでいく。学校では、ピンと張った糸のように神経が張り詰めていた。

家に帰ると、寝るか、ぼーっとするか、指先や爪や顔のニキビの皮を血が出るまで剥がし続けるか、とにかく無為に過ごしていた。圧倒的な無意欲と無気力に襲われる。そんな中でも、好きな音楽を聴いたり、小説や漫画を読んだり、絵を描いたりもしていた。そういったことは現実逃避でもあり、救いでもあり、私に生きるエネルギーをわずかながら補給してくれた。心の内に溜まって吐き出せないことは、ノートに書いて吐き出し続けた。

今日こそは勉強して成績を取り戻すぞ！と思うが、どうしても集中して取り組めなかった。緘黙でも（学校で）運動ができる人、美術が得意な人、勉強ができる人はたくさんいる。私の集中力のなさや怠惰のせいだろうが、家では、学校で消耗した心身のエネルギーを回復してゼロに戻すので精いっぱいなのだった。そして、ゼロに戻り切らないままで、また明日学校に行かなければならない。

学校では、ただでさえ生きていることがしんどいのに、進路や進学についての決定を迫られて、そのための勉強を迫られる。「死にたいのに大学に行く必要があるのか？」という気持ちと、「大学に行けば私を知らない人しかいない場所に行ける」という気持ちがあった。やっと私を取り巻くすべてのことから解放されるかもしれない。それなのに、そこで新たに生まれ変われるほど生き生きと過ごす活力は、私の中に残っている気がしなかった。焦りが募る。焦りが募るだけで何もできない。毎日そんな感じで過ぎていってしまう。授業で当てられても答えられない。それは場面緘黙だけのせいじゃなくて、本当に答えが分からないくらい、勉強が手についていない。追試も常連組だ。

子どもの頃から、大学に憧れがあった。それは、きらきらしたキャンパスライフへの憧れではなくて、クラスや教室という縛りのなさや、ひとりひとりが独立している自由な雰囲気が感じられたからだ。あくまでもイメージだったが、本当に学びたい人が学問に集中できる場所だと思っていた。だから、学校の中の居場所や対人関係への苦手さと、「学ぶこと」が分けられているのではないかと思えた。私は、他人の存在に煩《わずら》わされないで、本来の目的を遂げられる場所に行きたかった。

中学の頃に小説を読んで救われた私には、文学部への憧れがあった。小説の世界に没頭することで生き延びてもいた。小説は、会社に属して一生勤め続けるとか、努力をして結果を出して上昇していくとか、社会にはそういった生き方しかないのだと絶望していた私の価値観を変えてくれた。一般的な社会規範に沿わ（え）なくても、あるいは沿ったとしても、人の生き方、価値観は無数にあることを知った。それまでの私には、社会に適応するために、自分を否定する生き方しか思い描けないでいた。だが、小説の中では、駄目であることが美学になることもある。価値や常識の反転が起きる。普通であることは良いことなのか？　私は、普通になれない自分を正当化して肯定するために、「普通や常識の方がおかしいいんじゃないか？」と疑い始めた自身を愚かに感じていた。だが、案外この社会の普通や常識は、思っていたよりも絶対的なものではないのかもしれない。確固とした根拠がないこともたくさんあるのかもしれない。読書体験は、私をそんな気持ちにさせてくれた。

場面緘黙を知らなかった私は、自分の生きづらさについて、話すことに問題がある・不安障害であるなどと考えたことはなかった。だから、この複雑怪奇な悩みは小説でしか表現できないと考えていた。もしも小説で表現できたなら、私と同じような悩みを抱える人を見つけ出すことができる。あるいは、いつか出会えるのではないかと直感した。私のことを、理解してくれる人が現れるかもしれないとも。もしも、世界のどこかに私と同じような苦しさを抱える子どもがいたとしたら、何とかして助けたいとも思った。本を書くことならば、押し付けがましくなく、それを達成できる。話すことが苦手でも、関わることが苦手でも、言葉を届けられる。取り柄がない私でも、できるかもしれない。こんな気持ちで生きる子どもは、私だけにしてほしい。14歳の頃、強く願った。

自分の悩みを知りたくて、心理学や哲学にも興味をもった。とくに思春期は、私とは何者なのか?と自問する時期だろう。話せないことや、周りになじめない悩ましさは、「私が私でなければこんな風に苦しまなくて済んだかもしれない」という考えを私にもたらした。どうして私は私なのだろう、などとよく考えていた。

心理学の本を読むことはあったが、自分に当てはまる症状はない気がする。近い症状はいろいろとあるのだが、ぴったり来ない。私は精神を病んでいないということか。もし自分の悩みが病気であったなら、私はもっと周りの人に苦しみを理解されるかもしれないし、やさしくしてもらえるかもしれない。それとも、「普通じゃない」と今よりさらに排除されてしまうかもしれない。私は、病気であってほしい自分、病気になりたい自分を甘えに感じて、罵倒した。病気でもないのに、苦しいと言っている中途半端な私を、不謹慎だと恥じた。結局、私は性格や人間性に問題があるから、いつまでも人と関われず、孤独なのだ。もし症状に名前があれば、建設的な改善方法が見つかる可能性はある。だが、その頃は場面緘黙の存在には気が付かなかった。性格の問題と考えると、完全に自力でマイナスから普通にならなければならない。なんて気が遠くなる話なのだろう。

心理学を深掘りすると、どんどん自分を病んでいる方向に見出して泥沼化する恐怖が湧いた。死にたいとはいえ、私を好きでいてくれる家族を自分勝手に悲しませたくはなかった。それに、自殺する勇気もない。ならば、進学するしかない。

死にたい=人生を降りたいと言いながら、どうしても学校や進路という流れから逸脱できない私がいた。もう自暴自棄で大学受験するしかない。一か八か、私は変われるかもしれない。賭けに近い、藁《わら》にも縋る思いだ。

私はこの先やっていけるのか、すべてが不安だった。でも、どうせ死にたいのだからどうなっても構わない。死んでも良いのだ。側から見れば前向きな選択だが、内心では追い込まれて行き場がないゆえの、ヤケクソな選択だった。大学に行くためには、どんなに苦しくても高校を卒業しなければならない。

苦痛を我慢することの限界は超えていたが、一応学校に通う目的ができた。レールから降りなければ、幼稚園の頃からの苦難が水泡に帰すこともない。とは言え、高校2年生の頃は生きているのがいちばんしんどかった。学校を休むことも増えていたし、過敏性腸症候群の症状もひどい。あとは地獄を地獄と感じないための忍耐と虚無で乗り切るしかない。私は何とか這いつくばって、ボロボロになりながら卒業した。

2　ひとり暮らし

高校を卒業し、学校という場所から解放されたことは大きな変化だった。人生で、これ以上ないほどの重荷が肩から降りた。

大げさでなく、高校時代は毎日死にたい気分で過ごしていた。場面緘黙傾向をもちつつ通うのは、それだけでも精いっぱいだった。すでに、幼稚園のときからの自己否定や自己嫌悪が積み重なって膨らみ切っていた。高校に入って場面緘黙傾向が強まると、対人・視線恐怖も高まってしまった。思春期に特有の自意識的な悩みもある。私はどう見られているか。教室での居場所のこと、友人関係のこと、自分のキャラのこと、外見のことなどもすごく気になる。気になるが、教室で地蔵のように固まってしまう私にはどうしようもできず、気持ちはいつも捨て鉢だった。もうどうにでもなれ、どうとでも言えと、悲しいけれど、そう思うしかない。

10代後半、進路の決定や受験といった重大な通過点が次々に課されていく。私の精神は悲鳴をあげていた。そもそも、死にたい人に進路など決められるはずがない。気持ちが弱り切っているせいで判断力もないし、人生の重大な決断をして、その道をまっすぐに進んでいくようなエネルギーは完全に枯渇していた。

高校3年生のときの三者面談で、志望する大学には受からないと言われた。私の第一志望校の受験科目は、英語と古典・現代文と、小論文だった。それ以外の科目は捨てた。親には申し訳ないが、浪人したら、もう一度落ち着いて進路を考え直せるとも思った。幸いなことに、好きな科目ばかりだったので、何とか勉強することができた。滑り止めで受けた学校は全部落ちて、志望する学部だけは何とか受かることができた。嬉しかった。

上京して、ひとり暮らしをすることになった。できれば、大学に進学して環境を変えて、自分を変えたかったし、人生を変えたかった。私のことを知る人が誰もいないところに、やっと行くことができる。だけど、もう生きていくための基本的なエネルギーが残っていない。今思えば、前のめりな勢いも足りなかったし、環境の変化だけに他力本願過ぎた。当時の私にとっては、藁にも縋るような思いだったけれど、囚われている負のループから何ひとつ抜け出せたわけではない。環境以外、私は何も変わっていなかった。

環境によって変わったことのひとつに、家族との関係からの解放があった。もう依存して甘えることはできない。家族をストレスのはけ口にしていた負い目があったから、ひとり暮らしによって少しだけその申し訳なさが薄れた。ぬくぬくと、学校での私に目をつむれる場所はもうない。依存し合うことで、緘黙や私の受身的な態度を助長していた部分もあったと思うし、家族から自立していくことは健全な方向性のはずだ。学校では固まり、家では甘えてきたため、私は自分で動く・自分から動くということができなくなっていた。これからは、家事や自炊などの生活力をつけて、すべて自分でやっていかなければならない。もともと孤独だと思って生きていたから、ひとりは寂しくなかった。主体性も身に付けなければならない。それよりも、まったく新しい環境の中で、私はやっていけるのだろうかという不安でいっぱいだった。

入学して、高校から同じだった子たちとの交流もあったが、いつの間にか途切れてしまった。どうやって仲良くし続けていけばよいのか分からなかったのだ。「上京してきたばかりで不安だから仲良くしてね」と声をかけてくれた。私も仲良くしたいなと思ったのに、何度か会うとこちらから連絡をするのが億劫になる。関わる回数が増えると、嫌われることがこわくなって不安になる。仲良くしたいなと思っていると、その気持ちがプレッシャーになって、余計に緘黙が出る。継続的に、良好に関係を構築したい気持ちが圧になるのだろうか。さっそく、数少ない同じ高校出身者たちとも疎遠になってしまった。望んでいたはずの、私を知る人がいない状況になれたはずなのに、私はまた自己否定の壁に邪魔されている。

大学は夜間の学部だった。たまたま夜間に学びたい内容が集約されていて選んだのだが、私は気に入っていた。昼間の学部のように、バイトにサークルに恋愛といった華やかさがなくて、落ち着けた。学生は社会人も多く、つるんだり群れたりすることもあまりない。夜になると、学ぶためにやって来る感じだ。夜の構内には、キラキラしたキャンパスライフとは無縁の佇まいがある。しかしそれは、自ら人とつながりをつくっていかなければ、孤立しやすい環境でもあった。私はしばらく、孤立しながら授業を受けては家に帰るだけの生活をしていた。人や、人と関わることは極力避けてしまう。授業が終わると、逃げるように立ち去る日々が続いていた。

授業を選ぶときに、私はバランスを考えた。聴講スタイルの授業ばかりだと気は楽だが、完全に孤立するだろう。話したり、人と関わったりする必要のある授業をあえて取らなければ、私は誰とも関わらなくなる。そこで、いろいろな学部の人が集まって語学を学ぶ授業や、関心のあるテーマごとに各学部から人が集まってくる授業を選んだ。その2つのほかは、聴講のみの授業を取れば、多少負担がかかっても何とかなるんじゃないだろうか。対面の授業中はキツくなるだろうが、そうしなければ、私は完全に孤立してしまう。対人恐怖も良くならない。万が一、話せる可能性もゼロじゃない。私は変わりたくて、大学に来たのだ。このままの私では生きていけないという気持ちも年々大きくなっていく。うまくいかなくて当然と思って行ってみればいい。そう思っていてもやはり、緘黙が出れば相当しんどくなるに決まっているのだが。

半年ほどすると、私はひきこもっていた。夜2時間ほど学校に通っていたが、それ以外はひきこもりに近い状態だった。日中は外に出られないことも多い。家族の目がなくなって、いくらでもひきこもれるのだった。食品の買い出しも恐る恐るで、帰宅すると脱力して涙が出る。スーパーの明るい光が、私の表情を照らすようでこわい。電車で向かいの席に人がいると、目が合うのがこわくて顔があげられない。薬局で、トイレットペーパーや生理用品を買うことがものすごくためらわれて、買うまでに意を決するような大変な思いをした。部屋の外で物音や人の声がするとこわくて怯えたり、対人恐怖や被害妄想が襲ってきたり、訳もわからず悲しくなって泣いたりしていた。脳内の神さまにも相変わらずアクセスしてしまう。こんな遠くまで来て、会えもしない人のことを考えているなんて。その人の夢を見ると、もう会えないことと、どうしても忘れられないこと、そして自分の惨めさに悲しくなった。自分の中の満たされなさは、自分の問題なのに、それを誰かに埋めてほしい。そんな自分の醜さに嫌気がさす。

あるとき、対面の語学の授業中、緊張し過ぎて体調を崩した。吐き気とお腹を下す症状が急に起こる過敏性腸症候群に遭って、トイレに長い時間閉じこもってしまった。この症状になると、強い吐き気と腹痛が同時に起きて、とても苦しい。過敏性腸症候群は小学生の頃から度々起こる。ひきこもりがちになってから、電車に乗る前など、緊張すると頻繁に吐き気や腹痛が起こるようになった。

徐々に、私の身体に様々な症状が出始めた。バスに乗っているときに、突然心臓が破れそうなほどの強い動悸がしてきて、死ぬんじゃないかというくらいにドキドキした。手も震えていて、過呼吸も起きた。何とか家に着いても、しばらくドキドキしていた。パニック症状なのかもしれないと思った。このまま倒れたりしたら、誰も助けてくれないかもしれない。初めてひとりでいることがこわくなった。

食欲もなくて、自炊する気力もなくしていた。学校では、授業を受けるだけで人との関わりは皆無だ。小説を書く勇気も、書いたものを見せて講評を受ける勇気もまったく湧かず、誰にも見せることなく呪詛《じゅそ》やわだかまりをノートに吐露し続けていた。悔しさや焦りもあったけれど、私は動けなかった。せっかく入学できたというのに、希望していた小説創作の講義を受けることはなかった。

エレベーターで一緒になって話しかけてくれた子と、うまく話せなかったことを思い返す。同じ授業に出ていて、仲良くなりたいと思っていた子だった。飲み会や合宿もあったが、行くと緘黙が出て苦しくなり、ひどい過敏性腸症候群が起きてしまう。緊張しながら参加した合宿はものすごいストレスになってしまった。私は最初から輪に入れていなかった。高校までのように教室やクラスメイトの縛りがない分、昔より孤立感は少ないけれど、言動の自由度は高い。慣れない環境で恐怖感も強い。授業などで全員が輪になって座るとき、必ず強い吐き気と腹痛に襲われた。急激に嘔吐や、お腹を下すということが起きるので、その症状がいつ来るかと思うと緊張が高まり、ひきこもることが増えた。親と電話で話すこともほとんどない。もしかしたら、私は1年くらいまともに人と話していないかもしれない。

3　通過儀礼としての爆発

毎日ろくに食べず、眠れず、起きられず、煙草を吸い続けていた。ひとり暮らしの中で、私は完全に廃人と化してしまった。人がこわいし、いつ何の症状が引き起こされるか分からない。全く外に出たくない。そのまま、外に出る気力自体なくなっていった。もともと生きる意欲もない。

幼稚園の頃から積もり積もった自分への罵倒や無理を考えると、実家を出てやっとひきこもれて、やっと鬱が発症できたのかもしれなかった。ずっと抑えていたものが溢れ出したのかもしれない。すかさず、もうひとりの自分に、「親の金で上京して、大学へ行って、ひきこもるなんて、穀潰《ごくつぶ》しの甘ちゃんの戯言《ざれごと》」などと囁《ささや》かれた。今の状態が許されるほど恵まれ甘えている自分へのこき下ろしと、苦しいがいつかは通る必要な道だったのでは？という冷静な気持ちが揺れ動く。

とにかくこのままでは、死ぬかもしれない。眠れないし、食べられないのはまずい。本当に何もできなくなる前に何とかした方がいい。どうしようもなくなった私は、勇気を出して大学の健康センターに電話をしてみた。私はいつも、限界まで追い詰められて自暴自棄にならなければ、前向きで建設的な行動が取れない。電話は苦手なのに、そんな行動を取る自分は、本当は死にたくないのだなと気付く。

カウンセリングを受けることになった。場面緘黙を知らない私は、対人恐怖や視線恐怖のことなどを話したと思う。小さい頃から周りの人が怖くて、雑談が苦手で、当てられない授業中がいちばん安心だったなどと伝えた。すると、カウンセラーは肯定的な雰囲気を醸しながら、何も問題ないように見えると言った。

何も問題ないのに何故こんなに苦しんでいるというのだろう。私の苦しみは、よくあるホームシック的なものとして、片付けられてしまうのだろうか。きっと、それはちがう。カウンセラーに不信感を抱いてしまった私は、1時間弱程度のカウンセリングのあいだ中、ひとことも話せず黙してしまうこともあった。それまでは一対一だったこともあり、わりと話せていたが、一度緊張して話せなくなるとそれが続いた。沈黙には重い空気が流れ、お互いが心に負担を感じているような苦しい時間だった。

不信感を強く抱いてしまったのには、理由があった。私はカウンセリングで、人生で初めて場面緘黙的な悩み＝私の生きづらさの核心を、人に話したのだと思う。それまで、入園して以来誰にも話したことのない悩みを、初めて打ち明けたようなものだった。だから、私は内心ではとても期待してしまっていたのだ。理解してもらうことや、受け入れてもらうこと、助けてもらうこと、支えてもらうことを。そうしてくれる可能性のある人を見出して、すべてを一気に求めようとしてしまう。孤立の反動なのだろうが、自分の承認欲求は恐ろしく激しい。このとき私が悟ったのは、依存できれば誰でも良いということだった。もちろん、理性や頭では誰でも良いなんて思っていない。でも、怪我人のように歩けなくなった私は、とにかく誰かに寄りかからなければ歩けない状態なのだった。頭の中の神さまへの、共依存願望を抑え続けるこことにも限界が来ていた。今目の前で私のことを1ミリでも受け入れようとする人がいれば、私は一瞬で140％依存状態になるだろう。その欲求は、暴れまわる龍のようなイメージだった。もっと感情の起伏が少ない人間に生まれたかった。もう、いろんなことが、限界に来ているのかもしれない。

鬱、パニック症状、ひきこもり、カウンセリングを経て、心療内科への通院、服薬を始めた。過敏性腸症候群も頻繁に起きていた。通院は、カウンセラーにすすめられて、渋々だった。睡眠導入剤と、抗不安薬などを処方された。診断は神経症だった。さっそく、私は薬に依存し始めた。飲まないと大変な目に遭うという強迫観念が強い。どこまで依存乞食なんだろうと自分が悲しくなるが、飢餓感が大き過ぎて止められない。カウンセラーに対して試すようなことを言って、電話で困らせてしまうこともあった。最低だ。

積もり積もったものが次から次へ身体の症状としてあらわれる目まぐるしさ。しかし、さらに想定外のことが私に起きた。それは、目まぐるしいどころではない出来事だった。大学2年生になったばかりの春、私は完全に躁状態になってしまっていた。

薬の影響なのだと思うが、私は少しずつ元気になっていた。死にたい気持ちやネガティブな精神構造は変わっていないが、やけに活動する気力が湧いてくるのだ。何度目かの通院のとき、「気分はどう？　もう少し元気になりたい感じ？」と言われて、「そうですね」と答えた気がする。そのときもらった薬の反動で、元気になり過ぎてしまったのかもしれない。味わったことのない活力の漲《みなぎ》りと爽快感に疑問を感じつつ、ものすごく楽しい気分だった。急に、人生に希望が湧いてくる。いわゆる躁転なのかどうかよく分からない。気が付くと私は、洋服の上に和服を着て外を歩いていた。カットソーの上から和服用の羽織を重ね、スカートの上から帯を締め、下駄や草履を履いていた。演劇の衣装か、ちんどん屋みたいな格好をして、本気でそれをかっこいいと思って意気揚々と歩いている。どこからどう見てもヤバイ人だった。心療内科の先生は、そんな私の様子を見て察したはずだが、薬を変えてもハイな状態は全くおさまらない。

躁状態の私は、今まで場面緘黙でできなかったことのすべてをやろうとした。場面緘黙が阻《はば》んで出せないでいた私を、すべての人に開けっぴろげに晒そうとした。反動による解放と開放。それは、今までの場面緘黙の爆発だった。

心は、味わったことのない万能感で満ち溢れた。全く信じられないことに、私はあらゆる人に声をかけた。意外にも、おかしな格好をしている私のことを面白がってくれる人は多かった。携帯のメモリーは一気に１００人を超えた。滑稽なことを進んでやって喜んでいた。でも、鬱のときよりも死にたい気持ちが強くて、いつ弾みで死んでしまうか分からない。何て楽しくて危険なんだろう。寝なくても、食べなくても、いくらでも動けた。何に対しても、ひとりで１００キロの荷物を運べることを微塵も疑わない勢いなのだ。

私は、大学構内で急に叫び出したり、ファーストフード店やカフェで知らない人に声をかけたり、初めて会った人とカラオケで盛り上がったり、古着を１００着くらい買い漁ったり、偶然出会ったサークルに関わったりしていた。躁の力は私にありえない社交性を発揮させる。私はどんな人にも笑いかけ、軽い調子で話しかけた。別人だった。

大学の近くのリサイクルショップに入り浸り、和服を買っては洋服の上に羽織っていた。しまいには、古着に、羽織に、テンガロンハットにウエスタンブーツまで履いていた。もともと着物が好きだったのだが、躁状態の私は度を越した奇抜なファッションをしようとする。眼鏡も靴も紫で、赤と黄色のサングラス柄のシャツや、蛍光ピンクのスウェットなどを着ていた。驚くべきことに、躁状態のオーラは人を惹きつけるらしく、似合っている、おしゃれと言ってくれる人まであらわれた。私は常にトランポリンの上を歩いているみたいに跳ね回った。下駄で歩き続け、鼻緒の跡が火傷のように足に刻まれた。そのうち、私はげっそりと痩せ始めた。気力は常に最高潮だが、体調はいつも最悪だった。

その頃偶然出会ったサークルの先輩に一目惚れした私は、長文のメールを送り付けた。その先輩も含めて、4人くらいの人に告白しては振られた。常に誰かと一緒にご飯を食べていた。人といる間中ずっと喋り続けているのだが、何を言っているのかよく分からないと必ず言われる。支離滅裂で、ろれつが回っていないのだ。

入り浸っていたリサイクルショップの人やサークルの人たちは私を面白がって仲間に入れてくれたのに、私の破茶滅茶な行動のせいで傷つけて、迷惑ばかりかけた。私は、やろうと言い出したことをやらなかったり、決めたことを守れなかったり、約束を破ったりする。躁状態の私は注意散漫で気分屋で、集中力が一切なくて、何事もやり遂げない。思いやりもない。自分の目先の欲求にとらわれやすい。考えが飛んで、瞬発的にあれやろう、これやろうと言い出す。しかも、やろうとしたことを「無理だよ!」と止められると激怒する。だから、周りの人も私に対して不愉快を覚え、信用を失っていく。

私は最高!と、何でも140%でやろうとする。異常なほど、調子に乗っている。俗な欲求も何でも無邪気に曝け出す。攻撃的で、すぐまくし立ててキレる。気持ちはアーティスト、行動はアスリート。滑稽で厄介な爆弾だ。自分にも、他人にも、誰にも止められない。手が付けられない。ブレーキがない。そのまま半年間、私は舞い上がり続けた。

4 地獄の地を這う

サークルの先輩に「人と急激に信頼関係を築こうとし過ぎじゃない？」と言われた。確かに、躁状態になってからの私は、まるで1回の会話であなたのすべてが分かったと言わんばかりの表情で頷いていた。誰に対しても、だ。きっと、長年の「人と信頼関係を築けない」という劣等感の反動だったのだろう。私のこんな態度を、「あなたを受け入れますよ」というサインとして、好意的に受け取ってくれる人も結構いた。ゆえに、理解を示してくれる奇抜で明るく面白い人と認識される。だが、いい加減な行動ばかりの私を知れば、失望されるのが常だった。

私は、世界中の誰とでも友達になれる。躁状態で、誰彼かまわず声をかけていた頃に出会ったのが現在のパートナーだ。同じ授業でよく見かけていて、大学構内でもよく会うようになった。きっと、躁状態でなければひとことも話すことはなかっただろう。幼稚園の頃からの重苦しさは飛んでいってしまった。この時期は、とにかくたくさんの人と話していた。彼も、最初は私のことを面白がっていたようだった。

私が短い丈のワンピースに羽織を着ていたとき、彼もTシャツ、ジーンズに羽織を着て下駄を履いていた。聞くと、同じ店で買った羽織だと分かり、私たちは意気投合してしまった。マンガみたいな黒歴史だが、本当の話だ。偶然、地元も近くて、話が盛り上がった。

私が迷惑をかけることが大半だったが、いつの間にか一緒に過ごすことが増えていた。私は彼に依存し始めて、完全に甘えていた。いつでも一緒にいることにこだわって執着しているくせに、長時間人といる疲弊に体調を崩す。

「私は最低だ」と思いながら、「来てくれないと死ぬ」と言って試したりもした。試されたらうんざりして私のことなど嫌になるだろうと思いながらも、やってしまう。

躁状態によって偶然人と話せるようになり、実態のある依存先を見つけたものの、暴れ馬のように走り回る状態は、おさまる気配がなかった。服薬もカウンセリングも、いつの間にか勝手にやめてしまっていた。

あるとき、頭が割れるように痛んだ。頭の中で電子音に似た音がどんどん大きくなって、反響して止まらなくなった。目を閉じると、黄緑色の光がすごい速さで点滅して暗闇を動き回っている。脳内がおかしい。頭が締め付けられるような痛みが続く。壊れそうだ。しばらくすると痛みは何とかおさまったが、こわくて動悸が止まらない。薬の離脱症状かもしれない。躁状態になってから、見聞きするすべてのことが自分と関係しているという幻聴や幻覚にも悩まされていた。監視的に「常に見られている」という感覚も鋭い。彼と一緒に居たところで、私があまりにもひどい状態なので、話は通じないし、喧嘩ばかりしていた気がする。

彼は、通過儀礼だと言った。それは、精神のバランスを崩すことも、誰かに過度に依存することも、なのだろうか。私は今長い人生で、一度壊れて人に甘えることが必要な時期なのだということなのだろうか。彼に、情けで助けてやってもいいよと、言われているような気がした。そういう気持ちがなかったら、わざわざこんな状態の人と一緒に過ごさないかもしれない。それにしても、彼が思うより私はずっと厄介で疲れる可哀想な存在だったらしい。私を見て、「何でそうなんだ……」と悲嘆に暮れ、憐れみの涙まで浮かべている。大学は長い夏休みに入っていた。「一度実家に帰った方がいい」と言われて、私は夜行バスに乗った。

バスの中で奇声を発したり、一晩中ヘッドホンをして踊ったりしていた私は、案の定警戒された。突然話しかけられて、近くの席の人はものすごくこわかっただろう。躁状態のとき、警察沙汰にならなかったのが不思議なくらいだ。実際、躁状態のときは何でも行動に移そうとしてしまい、その衝動を抑えがたい。常に理性との戦いだった。どうやって無事に実家までたどり着けたのだろう。いろいろな記憶が抜け落ちている。

実家に帰っても、私の取る行動は常軌を逸していた。玄関先で通帳を燃やし始めたり、二階の窓から携帯を投げ捨てたり、家中のすべての物という物をぶちまけたりした。クッションや押入れの除湿剤に煙草の火を押し付けて、家ごと燃やそうとした。私は母親の毛皮のコートを出してきて羽織ったり、裸で押入れに入りこんだりした。音楽を大音量でかけた。外で物音がすると、私に呼びかけられていると思い、声を張り上げて叫んだ。気が付くと、家の中は強盗が入って荒らしたとしか思えない様子だ。それを見た父に「病院に行こう」と言われた私は、毛皮を着たまま車で夜間の精神科を受診した。身体は疲れ切っていたけれど、まだまだ楽しげに飛び跳ねていた。

閉鎖病棟に緊急入院させられることになった私は、重くて分厚い鉄の扉が閉まると、扉と反対側の鉄格子を見て雄叫びを上げた。冷たく暗いコンクリートむき出しの部屋だった。私はこの部屋の中で死んでしまうのだという気がした。こわくなって飛び上がる。出たい、出たい、出してくれと叫び続けた。半年続いた躁状態の極限なのだろうか。頭も心も身体も、全部が壊れていいて、あとは魂がもっていかれないように渾身の力を振り絞って叫び続けた。一体どのくらいの時間が経っているのかまったく分からなかった。

暗い部屋の中を走るように飛び跳ね、ぐるぐると回り続けて、のたうちまわった。言葉にならない声で、動物の如く叫び続ける。叫んでいないと身体ごと消えてしまいそうだ。今すぐ自殺できた方が何倍も楽だと思った。今ここは、あの時のあの教室より地獄かもしれない。頭は今にも砕け割れそうで、心は感じたことのない深い恐怖の底に沈んでいた。「先生！　先生！出して！　出して！」。応答がなくても、全身全霊で鉄の扉を叩き続けた。喉が枯れようが、手がどんなに痛かろうが関係ない。このまま本当に気が狂って、自分を失くして、戻って来れなくなるかもしれない。着ている上着に付いている紐は短過ぎる。今この瞬間が耐え難く、死ぬことばかり考えてしまう。魂をもっていかれそうになるのがこわくて仕方ない。恐怖が深すぎて、早く死にたい。半裸のまま、見境なく吠え叫び、飛び跳ね、全力で訴え続ける。もう、何時間もこうしている気がする。

やがて、朦朧《もうろう》としかけた頃、数名の看護師らしき人たちが入ってきて、私のことを抑えつけた。男の人が「君には少し休息が必要だよ」と言って、鎮静剤か何かの注射を打った。意識が遠のいた。半年間の狂気がやっと死んだ。

目が覚めると、ベッドに縛り付けられていた。手首と足首が固定されている。力の限り抵抗したせいか、手首も足首も真紫の痣《あざ》になっていてギョッとしたが、何も覚えていない。私は力を失っていた。陸に上げられた魚だ。身体は、こんなに重かっただろうか。普通病棟に移り、そのまま2週間ほど入院生活を送った。とにかく脱力して、ぐったりとしていた。毎日名前の分からない薬が配られる。飲むと、廊下で倒れそうになるほどフラフラする。まだ妄想や幻覚にとらわれていたし、テンションは高めだったが、とにかく薬の力で躁は抑えられたようだ。

同じ病室には、4、5人の人が居た。病室の人たちが皆もともと私の知っている人に見えて、そうだと思い込んだ。芸能人に似ている人がいれば、私はもともとその芸能人と知り合いだったと思い込んだ。病室の壁のカレンダーを幼なじみが贈ってくれたものだと信じて、一枚破って紙飛行機にして窓から飛ばし、幼なじみにお礼を伝えようとした。

徐々に食欲が戻り、体調も落ち着いてきた。あるとき、食堂で患者さんたちのカラオケ大会があった。私はテンション高めの状態だったからマイクを受け取った。だが、ほとんど声が出なくて、まともに歌えていなかった。また、元の私に戻りつつある気がした。

回復は良いことだが、反動はしんどい。体重は増え、躁だった反動で鬱の波が来た。落ち込み始めると、とめどなかった。起こったことはすべて私の甘えが原因な気がした。心のどこかでずっと病気になりたかったから、病気になったんじゃないか。

閉鎖病棟の一晩で、私は1回死んだのだと思いたかった。今すぐ死んだ方が楽と思えるほどの、地獄の地の底を見た。あれからずっと動悸がおさまらなくて、頻繁に胸が苦しくなる。その度に胸に手を当てる。動悸がする感じは、2、3年続いた。見舞いに来たときの「東京に行かせたのが良くなかったのか」云々という両親のつぶやきが落胆を誘い、尾を引いていた。

退院して大学に戻ってからは、とにかく誰かに会いそうな場所を避けた。どうしても躁状態のときに関わった人たちと顔を合わせたくなかった。誰とも関わらず、落としまくった単位を取ることだけに集中した。話しかけられるのがこわくて、ひっそりと隠れるように過ごした。躁状態のままに、好き勝手やっておいて合わせる顔がないし、私はもう前のようには話せない。

何かの折、躁状態だった頃知り合った人が声をかけてきた。私の変わりようが信じられないといった様子で、「ねえ、ねえ、本当はもっと話せるんでしょ？　もっと面白いんでしょ？」と何度も問われたが、抜け殻のような私は何も言えなかった。人との交流が一切ない日々に戻ったが、今度はひとり暮らしではない。私は上京してきた妹と一緒に住み始めた。

5　よりどころを求めて

妹と、私と、ときどき彼も来て、3人で過ごすことが増えた。彼は、私が入院したときも見舞いに来てくれた。相変わらず依存していたから、見捨てられてはいなかったことに心底安堵した。

妹は、私が唯一何でも話せる人物だった。とても助けられた。彼とは、あり得ないほど最悪の状態の頃に知り合ったせいもあり、抵抗なく自分の素を見せることができた。妹という安心できる存在があり、そこに彼も居たので、私はのびのびと自分を出すことができた。このメンバーのときだけは、私の天下で、最高に愉快だった。安心できる存在の中で、徐々にエネルギーを回復していけた。ほかの人とはほとんど関わらないため、今までの人生で最もストレスが少ない日々だ。

妹は社交的で友達も多いが、私には、普段会うような友達はいない。話を聞いてくれる人も、相談する人も、妹と彼しかいない。ストレスがあると、この2人に集中的にぶつけてしまう。自分の非を相手のせいにしたり、つい攻撃的なことを言ってしまったりすることもある。私のモラルハラスメントに耐えなければならない理由はないのにと思うと、2人に申し訳なかった。頭では分かっていても止められないから、「申し訳ないなんて思ってないくせに」といつも信用されない。口論になって最終的に私が暴力を振るおうとすると、似合わなさと腕力のなさに大爆笑が起きて終わる。

自尊心や自信や自己肯定感という感覚がよく分からない。そういうものがあるという状態を経験していないからかもしれない。前向きな言葉をかけられても素直に受け取れない。とにかく否定的に返してしまう。自己肯定感が低いと、自分の落ち度を認める度量もなくて、何でも人のせいにするのかもしれない。だからといって、相手の尊厳を損なうことが、許されるわけではない。相手を攻撃して良いわけでもない。私は、大切な人に、必ず依存、モラハラ、DVをしてしまう最低の人間なのかもしれない。愛着の問題とか、親子関係の問題もあるのだろうか。安心して話せる人・関われる人がごく少数に限定されているという要因もあるかもしれない。場面緘黙の人は、共依存、モラハラ、DVなどに陥りやすいという話ではない。場面緘黙が絡んではいるが、私個人の問題だ。

私は誰とも関わらない方がいいし、彼とも別れた方がよいのではないかと、何度も考えた。喧嘩することも多い。大切にしたくても、大切にできなくて、甘えて、傷つけてしまう。最初から、私は孤独に生きるしかないのだ。きっと「友達」も、「恋愛」も、向いていないのだ。子どもの頃から、結婚や出産は無理だと思っていた。恋人ができることが、まずあり得ないと思っていたからだ。話せないのに、どうやって関係を築くというのだろう。たとえ話せたところで、私は関わる人を不幸にするようだ。

安心できる毎日のおかげで、底をついたエネルギーを回復し、貯めることができた。外へ出ても、家に帰ったら、話をできる人がいる。ストレスから避難して、子どものように甘えることができる。そういった安心感がある。だけど、私にとってよりどころを見つけるということは、私の自己中心的な依存によって相手を消耗させることだ。私の安心感と引き換えに、大切な人の心身が削られていく。そんな泥沼は良くない。根深いこの構造を変えなければいけない。もっと自分を大切にできるようになれたらいいのだろうか。でもどうしたらそうなれるのだろう。

何とか大学を卒業した私は夜間の専門学校へ行くことにした。昔から着るものや布が好きだった私は、大学の卒論で着物について書いた。織りものや草木染めに関心があったし、デザインやテクスチャーといった非言語的なことも学んでみたかった。好きな色や肌触りは、私にとってお守りのような存在でもある。引き続き学校的な環境に縛られる不安も大きいが、ほかに進む道が思い浮かばなかった。大学3年での就職活動はうまくいかなかったし、自分の適性や進路をまだ決定できなくて、モラトリアムを延長したい気持ちもあった。

ずっと、悩み苦しみや劣等感を動機として進路や将来を思い描いてきた。だが、ネガティブなものを軸に生きるのを一度やめてみようと思った。純粋に、心から好きなことや好きなものを追求してみたい。それに、無心に手を動かすことは心に良いような気がした。身体をつかうこと、非言語的な感性を働かせること、肌触りを感じること。考えるより、感じることを意識することで、頭と体の距離を縮めたかった。しかし、すべては「考えて」決めた進路だ。結局のところ頭でっかちを経由した結果で、そうそう狙い通りにはいかないのだろうという不安も立ち込める。

いわゆる一般的な就職活動はうまくいかず、すぐにやめてしまっていた。周りの空気についていけなかった。就職のため、当たり前のように必死に駆け回る人たちの姿が、私には不思議に思えた。やりたい仕事も分からない。社会の中に入って、会社に属して、そこへ毎日通うことが、まず私には受け入れたくない現実だった。教室で固まってしまう悪夢にまた襲われる気がした。話すことや対人を苦手とする私が、会社で働いている姿を具体的に思い描くことは、全くできなかった。

一度、筆記試験をして初回の面接まで行ったことがある。私は、周りの同年代の人たちが堂々かつ必死にアピールするような学生時代の功績などを、全くもっていなかった。吹奏楽部で部長を務めコンクールで優勝したとか、サッカー部で汗を流して毎日練習に励んだとか、皆で力を合わせて何かを成し遂げたとか、そういった話を力強くプレゼンしなければならない。だが、私は部活動などもまともにしたことがないという落差。

面接では、すごく緊張して声も小さくて、全くうまくいかなかった。完全に比較の中で評価される対象であることがただただ恐ろしかった。これ以上ないくらい萎縮してしまって、呼吸が浅くなる。話もしどろもどろだったし、アピールできることが本当に何もない。もう二度と面接を受けたくない。就職活動の面接はこの1回しか受けていない。あとは筆記試験で落ちてしまった。作文の課題ならいけるかなと思ったが、結局は面接が何度もあるし、その場でグループディスカッションやプレゼンをさせられることもあるらしい。そんな雰囲気を感じただけで、一刻も早く帰りたくなるに決まっている。絶対に無理だし、絶対に避けたい。ここまで生きるだけでもこんなにボロボロになっているのに、この先も必死で「普通」のペースにしがみついて周りに合わせていかなければならないなんて、苦し過ぎる。またしんどくなるのを繰り返して、今度こそ壊れたらもう直せない。甘いと言われても、この方向性では私は幸せになれないだろう。しかし、どこに向かって歩けば良いのかを決める自分なりの地図は、簡単には見つからない。

大学の次は専門学校。また親に甘えた選択をしてしまったかなと思った。せめて、アルバイトしなければ申し訳ない。大学時代も、結局はほとんどアルバイトをしないまま過ごしてしまった。日雇いの軽作業バイトを数日間したことがあるだけだ。バスで工場地帯に運ばれて、そこで延々とチラシを袋詰めしたり、発送される荷物をピッキングしたりするバイトだった。とくに話す必要のない作業ではあったが、働くということ自体にものすごく緊張した。子どもの頃から、未知のことや未知の人・場所への不安と緊張が強い。初めての場所で、おしえられたばかりの初めての作業をするのは、かなりのプレッシャーだ。黙々と作業をする中で機敏な動きが求められることもあり、ストレスも強い。

日雇いという気楽さからか、初対面だったからか、そこで出会った人たちとは少しだけ話しやすかったのを覚えている。仲良くなるほどではないが、自然な流れで会話をすることができ、輪に混ざれている自分に驚いた。ちょうど3から4人ずつに分かれて作業をしていたから、最初からグループに分けられている感じだった。全員初対面の空気が心地良かった。そのバイト先では、特定の子が毎回ひどく怒鳴られていた。その理不尽さや、怒鳴られ泣いている様子を見るのがつらくなったのもあり、結局数日間で行かなくなってしまった。

安心できる環境で2年ほどの充電期間を終えた私は、アルバイトを探し始めた。

6 青春を取り戻す

私は雑貨屋のアルバイトを見つけ、夜は染織りの専門学校に通い始めていた。退院してからの2年間は、大学を卒業できる必要最低限の通学をして何とか卒業した。夜、2時間ほど授業を受ける以外はほとんど家にいて、妹とパートナーという身内以外ほとんど人と関わらない日々。その期間は、リハビリ的な充電期間となってくれた。少しは新しいことに取り組める力が充電されたようだ。

継続的に働いたことがない私には、人並みのアルバイトなど無理だと思っていた。この頃の毎日は、朝起きられず、午後や夕方からやっとやる気が出るといった状態だった。夜学校に通うことに慣れてしまっていたから、朝動けるのかが心配だった。それ以前に、私がお店に立ってレジを打つ姿を思い浮かべるだけで、不安と緊張で眩暈《めまい》がしてきそうだ。

これまで私は、どんなに彼に前向きな言葉をかけられても、全く素直に受け取れなかった。そんなこと言われても、どうすることもできないと思った。どうしても「ああ言えばこう言う」といった否定的な態度を取ることしかできない。前向きな考えや前向きな行動など、私の中に存在しないことにしてきたからかもしれない。前向きに考えたところで、そのようには動けない。場面緘黙で健全な前向きさを持ち続けることは、至難の技に思える。

なかなか行動できない私は、口ばかりで動かない、恩を仇で返す奴だと言われていた。自分でもそう思うが、どうしても体が動かなかった。彼も、言い訳や、ネガティブなことばかり聞かされてうんざりしただろう。ネガティブに返されたら前向きに応えること以外、どうしようもなかったのかもしれない。とにかく、10年くらいは前向きな言葉をかけられ続けていて、それをうまく受け取れなかった気がする。

アルバイトを始めるときは、「大丈夫だから、やってみなよ」と言われ、めずらしく少し前向きに受け取ることができた。しかし、いきなり昼はバイト、夜は専門学校という生活が私に可能なのだろうか。やっぱり大丈夫じゃない。いつも、身の丈に合わない無謀なイメージの中に飛び込んでしまう。

雑貨屋は駅ビルの中に入っているお店で、明るくにぎやかな雰囲気だった。私の好きな、和布を使った商品も多い。面接で初めて訪れたとき、想像以上にライトが眩しくて、華やかな場所に感じた。やっていけるのだろうかと不安になっていたら、すぐに面接の場所へ案内された。私は、周りがざわざわしている方が話しやすい。自分の声だけが目立たないからだと思う。聞き返されたときも、声の音量を上げやすい。面接は、大勢の人がいる休憩室で店長とふたりで話すかたちだった。休憩室がにぎやかだったことと、一対一だったことが幸いして、思っていたよりも落ち着いて話すことができた。

お店は、1日に2から3人で回すシフト制だった。私は、仕事の話、つまり事務的な内容の話ならば、自分からも話すことができた。働いていることの責任感からかもしれないし、私自身のことではないから話せるのかもしれない。

仕事の報告・連絡・相談や、はじめての作業などをおしえてもらう内に、徐々に自分自身の話もできるようになっていった。

頼りがいのある店長と、歳の近いバイト仲間。全員でも4から5人のコミュニティだ。1日のうちに2人でお店に居る時間が長いので、一対一でそれぞれの人と接しながら、ひとりひとりに慣れることができた。ひとりひとりと一対一の関係性ができてくると、3人になったときの安心感が格段にちがっていた。だから、すぐに3人の状態にも慣れていけた。お客さんも来るし、単純作業などの仕事で手を動かすことも多いので、長い時間雑談が続けられるわけでもない。おしゃべりが中心に据えられていない気楽さがある。もちろん、私に対する「しゃべらない子」という先入観の全くない環境だったたし、皆やさしい人ばかりで、あたたかく迎え入れてくれる雰囲気だった。

昔から、「私は今ここに居てもいいのかな？」「これをやってもいいのかな？」「あれを言ってもいいのかな？」といった、他者からの許可や決定のない状態で動くことが苦手だ。話したり動いたりできないとき、その許可や決定を誰かが下してくれたらいいのに、と思っていた。自由な雑談は、まず自分でそのような許可や決まりに対する判断をした上で、話し出さなければならないという困難を感じる。それに、自由度が高いと余計に私の振る舞いそのものから意志が発せられる気がした。私にとって高度な言い方を求められている状況、例えばノリやタイミング、ニュアンスも加味しなければならないと思う瞬間にも、やはり口をつぐんでしまう。

仕事においては、ここに居なければならないし、これをやらなければならないということが、はっきりしている。「これやってもいいですか？」とは思わないし、「どうしてやるの？」と聞かれることはない。存在と行動が、まず許されていることは、私の気持ちを楽にしてくれる。ここに居てもOKという確信、むしろ居なくてはいけない役割や必要性がないと、私はどこにも居づらい。

アルバイトをする中で、私は生まれて初めて人と協力すること、連携すること、信頼関係を築くことを体験した。それまでは、何かひとつの目的に向かって皆で一丸となるような体験はなかった。単純に人と協力して何かを行なうことさえ、ほぼしたことがない。

仕事であれば、そのとき果たすべき役割や対応が自分にも周りにも明白であり、そのためにどう言えばよいのか、どう動けばよいのかということを、マニュアル的に導き出せた。マニュアルやルールに従う気楽さというより、マニュアルやルールが私の言動を引き出し、ガイドしてくれる感覚だ。私にとって、仕事でやらなければならないことは、疑問や心配なくやってもよいことだった。雑談のように、相手の顔色をうかがう必要もない。

混んでいれば、ひとりがレジを担当し、ひとりが商品を袋に入れる。ひとりがラッピングの包装をすることもある。売れてなくなった商品を店頭に出す、届いた商品を検品し値札を付けるなど、様々な作業をそのときどきのメンバーで臨機応変に行なう。自然と、ゆるやかな団結が形成されていく。その初めての感覚が嬉しいような恥ずかしいような気持ちだった。

徐々に「いらっしゃいませ」や「ありがとうございました」が、大きな声で言えるようになってきた。最初は声が小さ過ぎたり、気張って何度も言い過ぎたりしていたが、自然な感じで言えるようになってきた気がする。

お金を扱うことの緊張やプレッシャーもあったが、何とかこなせるようになってきた。でも、慌てて両替に行ってそのお釣りを500円も忘れてきたり、お釣りの金額を渡し間違えたりと大失敗もあった。少しでも動揺すると、すぐに不安や緊張で地に足がつかなくなってしまい、行動に影響する。最初の3か月から半年は、緊張し過ぎて気を張り、毎朝お腹をこわしていた。緊張で疲れを感じないほどだった。

忘れられない失敗をしてしまったこともある。休日の混んでいる時間帯に、夫婦のお客さんにラッピングをお願いされた。私はギフトの箱を包装紙で包むのが苦手だった。会計を終えレジのとなりの台に移動して包装していたのだが、最初から最後までずっと見られていて、すごく緊張してしまった。ラッピングの際は「店内をご覧になってお待ちください」とお伝えするのだが、近くに立ってじっとこちらを見ている。手が思うように動かないし、頭は真っ白になってしまって、どう包んだらよいか分からなくなってきた。涙目になる。立方体に近い箱で慣れないせいもあったが、手際は最悪だった。その様子を見たお客さんが、手際が悪過ぎる、きれいに包めていない、早くしてなどと、私に聞こえる声で話し始めた。どうしよう、うまくできないし、泣きそうだ。すごく時間がかかってしまっている。すると、私の様子を見かねた先輩スタッフが飛んできて、猛スピードで包みなおしてくれた。私はお客さんに謝り、何とかことなきを得た。情けないと同時に、助けてくれたことがありがたかった。しかも、「ちゃんと謝ってすごいね」と褒めてくれたり、「大丈夫？」と心配までしてくれたりした。ミスをしたときにきびしくされることもあったが、ちゃんと私のことを見てくれているのだと思える。存在も人柄も認められ、必要とされているようで、嬉しかった。

仕事ではあるが、頼ったり、頼られたりできる関係は今までにもてなかったものだ。仕事のうえのお互いさまの中、自分だけが負い目を感じやすい気持ちも軽減した。お客さんに「ありがとう」と言われることや、小さなことでも「助かったよ」と言われることで、私なんかでも役に立てているという自信が芽生えた。コミュニティの中で必要とされていることが、私に帰属感をもたらし、社会での居心地を良くしてくれる。

アルバイト経験は、大きな変化の節目となった。ちょうど、様々な苦労をして、エネルギーを貯めなおして、一歩踏み出せる状態でもあったのだと思う。人との関わりにおいて、子どもの頃から止まっていた成長が動き出したような、その最初のきっかけのように感じた。私なりに、この社会の中で生きていけるかもしれないと、初めて思えた。

アルバイト、仕事、場面緘黙の活動は、私にとってどこか部活動的な、置いてきた青春を取り戻す楽しさがある。話せる身内以外の人とは経験できなかった気持ちのやり取り、今まで学べなかった人との関わり方や距離感、仲間という感覚。失敗を糧にすることさえ、今までにないことだった。私には、人として必要な成長ができないままの部分があった。それらを、半歩ずつだが、傷つき楽しみながら吸収できるようになっていった。教室で存在感がなく、誰とも関われなかった日々から、やっと少しずつ変わっていけている実感があった。

7　恋愛と性と共依存

突然の躁状態によって、偶然誰とでも話せるようになった半年間。彼もそのとき話していた人たちのひとりだ。もし躁状態にならなかったら、人との交流もなく、友人や恋人といえる存在もないままに、大学時代を終えていただろう。

嵐に飲み込まれるような躁状態の中でも、つねに様々な症状があって、様々なことが起き続けていた。彼と過ごし始めたのも、その中の唐突なアクシデントのひとつだ。

躁のときの私の言動は完全に素面《しらふ》ではなかった。大げさでなく狂っていたし、彼も私の不安定さは見て取れただろう。常に足元がおぼつかず、身なりはボロボロという有様だった。

当時は処方薬や煙草に依存傾向だった。その様子を見た彼に「煙草をやめた方がいい」と言われ喧嘩になった。私は「じゃあ、やめる」と言いながらやめられないでいた。約束を守れなくて、彼に何度か煙草を投げ捨てられた。私はキレて物を投げ付けて、ヒステリーを起こした。「薬もやめた方がいい」と素人判断で何度も言われた。私は「お前に何が分かる？」とキレていたくせに、気付いたら薬を勝手にやめてしまっていた。そして離脱症状のような頭痛に見舞われて苦しんだ。それを、理不尽に彼のせいにして責めた。今思い返しても酷い話だ。彼はそんな仕打ちを受けても、危なかっしい行動しか取らない私を、命の危険だけは犯さないよう見守ってくれていた。

いくら恋人的な存在とはいえ、始終他人といることは消耗する。上京してからはひとりで過ごしていたのだし、まだ出会って間もない。躁状態でも緊張はある。でも、私は一緒に過ごすことにこだわり、こだわっては疲弊して体調を崩していた。勝手に先読みをして相手に合わせようとし過ぎたうえに、合わせ切れず衝突する。遠慮し過ぎて我慢して爆発する。長年の承認欲求の満たされなさを一挙にぶつけてしまい、執着も激しい。私は、精神的にも、肉体的にも、心身ともに貪るように求めていく。

誰かと付き合えれば、まるで自分がコミュニケーションに長けた存在になれるかのような気がしていた。だが、実際はそうでもなかった。話せる身内であり、味方であり、理解者がひとり増えるというのは、緘黙の私にとって心強いことこの上ない。だが、話せる身内がひとり増えたところで、場面緘黙が治るかというと別問題だ。何かと応援してくれることや日常で支えてもらえることは、心からありがたい。そのような積み重ねはセキュアベースとして私の土台を築いてくれたが（もちろん、それも一歩踏み出すためにとても大切で必要なことなのだが）、あとは外の世界で私自身の力が発揮されなければ、場面緘黙は治らない。

約20年分の鬱積を受けとめさせられている彼が可哀想だと思うことも多い。本当に申し訳ない。私は心底人でなしだ。別れた方がお互いのためだろうかとは何度も考えた。

彼は私の延々と続く話を、よく聴いてくれた。私は過去の出来事や、感情や、愚痴を、まるで今起こったことのように取り出して語り始める。話が止まらなくなることも少なくない。彼としては聴き流していたことも多かったらしいが、誰かに過去の体験を話すということは、私にとって本能的に必要なことだった。うっすらとでも私の苦労が共有されたことで、わだかまっていたものがずいぶん溶かされた感じがしてくる。このことには、すごく感謝している。

躁状態を脱してからは、仕事の中でストレスが溜まり、それをぶつけてしまっていた。攻撃的なことを言って傷つけたり、仏のような彼を激怒させたりすることもある。彼は私のサンドバッグではない。カウンセラーでも、保護者でもない。関係性の歪さを変えていかなければ破綻する。ときに私の言動は、彼に持病の偏頭痛を引き起こさせてしまっていた。

そんな関係でも、いつも一緒に過ごせたのは何故だろう。気が合うこと、波長が合うこと、趣味が合うこと、育った環境が似ていること、価値観が近いこと、それだけではないだろう。とにかくぶつかり合いだったし、体当たりだった。土台からひとつひとつ積み上げていく、たたき上げの関係だ。

私はいつもふざけていて、いつでも彼や妹を笑わせていた。安心できる身内とはいえ、真面目な話や、本音を出すことは避けたい。場面緘黙的なのかどうかは分からないが、ふざけたがる性格なのだろう。対面で自分の素を出すことが、根本的に苦手なのかもしれない。恥ずかしさゆえの照れかくしなのか、いつも自分と関係のない話をしてふざけたり、自分の話でも大げさに茶化したりしてしまう。彼と妹と3人でいると、大体ブラックジョークしか言わない程だ。外では絶対にそんな自分は出せないが、外での私の40倍くらいは愉快な人間になる。それで大笑いするか、私が場を険悪にさせるか、いつもそんな感じだった。2人でいるときも、私は常に彼を笑わせていた。

くだらないギャグや、ダメな自分をネタにする自虐的なユーモアは、恋愛という響きとはかけ離れているけれど、2人の間にゆるやかな心地良さをもたらしてくれる。自分をどこまでもネタにすることや、それを笑ってもらうことには、苦しい自分を俯瞰しながら斬るような爽快感もある。卑下するのでなく、開き直って笑い飛ばすことで、自分の弱さが認めやすくなるようだ。ユーモアは、私の苦い過去を消化するための大切な相棒かもしれない。

スキンシップや身体で触れ合うことも、彼との関係性をつくりあげていくことに不可欠だった。体温や肌触りを感じることは、直接的に私を癒し、回復させてくれる。刺々しい気持ちを滑らかにして、やさしい心を取り戻させてくれる。

彼と出会い、言葉のない性の世界への憧れが、恐る恐る日常に入り込んできた。言葉を必要としないのか、身体が言葉となるのか、性的に求め合う私の身体は、表現しようとしなくても表現している。

言葉では素直に受け取れないことが多いが、言葉ではなく触れ合うことで心に届くことがある。大切にされていることが伝わってくる。温もりを分かち合うことは、生きる力を取り戻させてくれる。存在のすべてを包み込み合えるような錯覚に陥るとき、私の身体中にキラキラとした何かが行き渡るようだった。それは生きる力となり、少しの自信と勇気につながる。生きていることへの抵抗を和らげてくれる。

出会ってから10年以上経って、やっと彼の前向きな言葉を受け取れるようになってきた。たまには褒めてくれることもある。関係性も、最悪のところからは徐々に脱して来た。ふたりで共依存的に閉じこもっていた学生時代から、互いが外にそれぞれの社会をもつことで関係性が開けていったのだと思う。アルバイトや仕事をすることが、丁度良い距離感を保たせてくれた。お互いの人間的成長を願える気持ちがなければ閉じ続けてしまい、共倒れしていたかもしれない。恋人としての関係、友達としての関係、家族としての関係といった多面的な関係性であることも良かったと思う。各自それぞれの場所で修行をすることで、成長していけた。風通しの良い関係になりつつあった。

しかし、彼が友達と約束があって出かけていくと、私は身を切るような孤独を感じた。一緒に過ごす人が居ない寂しさというより、友達がいないことが寂しかった。心から「友達がいなくて寂しい」と思ったのは初めてかもしれない。少し人と関われるようになってきたからこそ、そう思うのだろうか。長年、友達など苦手だと思っていたのに。ひとりでひきこもっていたときよりも、ひとりぼっちに感じる。彼が友達と過ごすことを、素直に「楽しんできてね」と思えない自分の心の狭さが嫌だった。友達と過ごしてきて「楽しかったよ」と言われると、「私にはそんな友達はいない」と心が曇った。

アルバイトなどで身内以外の人と心を通い合わせる素晴らしさを知ったこと、あと少しで私にも他者に心を開けそうな予感がしたことが、今までになく寂しさをもたらしたのかもしれない。彼の言うことを絶対視するなどの依存や執着も、だいぶ薄らいでいる。


場面緘黙のことは、ふたりとも知らずにいた期間が長い。私は、飲食店で注文するとき、誰かに声をかけるときなど、彼にやってもらうことが多かった。明確にお願いしていたわけではなくて、苦手だから彼がやってくれたらいいのにと思っていた。その気持ちが無意識の誘導になっていたようだ。

あるとき、そのことに気付いた彼は「自分ばっかりがやらされている」と不満を訴えた。私は自分の苦手さをうまく説明できず、「甘えている、楽している、ナメている」「面倒なことを人に押し付けている」と受け取られて喧嘩になってしまった。

彼の友人と会うことも苦手だったし、出くわして話せなくなることもあった。私は混乱して落ち込んで泣き続けるし、彼はイライラして気持ちのもっていき場所がなくなってしまうし、散々だった。私は自分を責めるしかなくて、話せなくなる度に死にたいと思った。どんなに気持ちが通じ合えているようでも、場面緘黙的な部分は理解されていない。その気持ちは強かった。承認欲求は少しずつ満たされても、私という存在が他者に受け入れられても、子どもの頃からずっと支配されている苦しみについては、誰も理解してくれない。いちばん助けてほしいときに、いちばん助けてほしいところを、私はいつも助けてもらえない。SOSも出せない。両親や、妹の顔が浮かぶ。こんなに寄りかかっておいて傲慢極まりないが、そんな孤独感だけは拭《ぬぐ》えないでいた。振り返ると、私は120%理解される幻想を、パートナーだけに求め過ぎていたと思う。

場面緘黙のことは、彼と出会って8年くらい経ってから知った。私はもう、ほとんどの人と話せるようになっていた。数年働くうちに、苦手だったことも、できることが増えていた。私の気持ちも今までになく安定していた。

場面緘黙を知ってから、お互いの得手不得手、平気なことと平気ではないことの役割分担を意識して暮らすことができるようになっていった。どちらがやってもよいことならば、得意な人がやればよい。その方が効率も良くお互い気持ち良く過ごせる。そういった雰囲気が生まれたと思う。

私が彼に配慮や支援者的態度を求めるときには、自分はパートナーとしての対等な関係を求めているのであり、支援者ではないと主張されることもあった。これも毎回喧嘩になるが、彼は私のドクターでも親でもないのは明白だ。彼の態度により、私は自分をただ甘やかさないように気を付けることが、少しはできたのかもしれない。

私が私を責めることも、彼が私を責めることも軽減したし、落ち込みや傷つきについて説明すると、以前よりも理解を示してくれる。何より、彼自身が場面緘黙に深く親近感を抱き、私の緘黙の活動にも興味を示した。子どもの頃、教室で自由なグループ分けが指示されるときの嫌な感じが忘れられないと言っていた。彼の根っこにも、人に対して、あるいはコミュニケーションに対して臆する部分がある。そのような部分でも、もともとつながっていたのかもしれないと、あらためて気付かされた。彼なりの動機で緘黙の活動に自ら関わっていたときもある。何でも言い合えるゆえ衝突も多いが、同志としての新たな関係が生まれつつ、現在に至る。

8　27歳　終わりと始まり

染織りの専門学校は大変だった。学びたいことに触れる楽しさもあったが、私には苦しさが勝ってしまった。私は集団の中で手を動かすことが壊滅的に苦手だ。もともと人の何倍も手先が不器用なのに、染物や織物をやろうとしたこと自体まちがっていたのでは?とさえ感じた。専門外の大学から来た私には、すべてが初めてのことだった。

どうして、私はいつも身の丈の予測ができないのだろう。自分のことを客観的に見るのが苦手なのだろうか。細かな部分まで具体的に見通しを立てて思い描けないと不安で動けない反面、詳細な情報がなくて想像がむずかしいと、「やってみなければ分からない」といって自棄で飛び込んでしまうところがある。

学校的な環境で過ごすことが向いていないことも、やっと悟った。学校という場では受身的な態度が許される反面、比較や評価の対象であることや、他者と交わることは避けられない。そのような場所では、私はいつも自分を出せなくなっていたはずだ。「学校」という場所では、場面緘黙傾向がいとも簡単に発動してしまう。一瞬であの旧知のしんどさが全身に纏《まと》わりついてくる。また自ら選んだ道で場面緘黙に潰されている。繰り返し同じ轍《わだち》を踏んでいることが歯がゆかった。

アルバイトは1年間続けた。私は何とか専門学校を卒業し、偶然見つけた求人に応募した。その頃いちばん好きな洋服屋だった。

テキスタイルデザインを少しは学んだものの、私にはまだまだデザインの仕事を選ぶ自信はなかった。ものづくりを仕事にするには、専門的な技術も、センスも、ゼロから創作するクリエイティビティも必要だ。それなりの経験も積まなければならない。それよりも私は、何とかして対人恐怖を改善したかった。そうしないと、私は一生このままだ。人と関われないまま終わる人生になると思った。雑貨店のアルバイトは楽しかったし、少しは販売の経験ができた。またお店で働いてみたいと思った。それで私は、販売の仕事を希望した。

子どもの頃の私からしたら、店頭に立って接客をする自分など、まったく信じられない。逆立ちしてもありえないことだった。絶対に、話さなくていい仕事をしようと思っていた。でも、興味のないことはやりたくないというわがままさかこだわりが、もしかしたらよかったのかもしれない。大げさでなく、私は死ぬ覚悟で飛び込んだ。

昔から着るものが好きだったし、ファッション雑誌に没頭していた。お気に入りの布や洋服をお守りのように感じて、助けられることもあった。布や洋服は、どんな人の生活の中にも必ず存在する。とくに、昔の農民の野良着や、アイヌの民族衣装などの迫力には心動かされた。織物には、つくり手の魂、着た人の歴史など、声なき声の結晶といえるようなロマンがある。肌触りは心地良さを与えてくれるし、着るものは言葉ではない自己表現を叶えてくれる。

そのお店は穏やかなペースを守っていて、華やかなアパレル業界特有の気忙《きぜわ》しさとは無縁と言ってよいほどの雰囲気だった。もちろん忙しいときもあるが、無理のない心地良いペースで働かせてもらえた。おしゃれに自信はなかったが、好きなものに囲まれて過ごせることは幸せだった。

最初の半年でやっと少しだけ慣れてきた。アルバイトのときと同様、緊張で毎朝お腹をこわしていた。少しずつ、仕事や環境に慣れて、周りの人たちとの関係も築けてきた。完全に慣れることができたと感じたのは、3年働いた頃だ。最初の半年間は週3か4で入らせてもらって、そのあとは週5で通っていた。時間をかけて段階的に慣れていけたのも、私にとってはありがたかった。

洋服店で接客を受けるのは大の苦手で、声をかけられるのさえ怯えてしまう。そんな私が服屋で接客をするなんて想像を絶する。まず、まともに接客をされたことがないので、どうしたらいいのか分からない。大学生のとき、就活用のスーツを買いに行って、店員さんに聞かれたことに答えられずイライラされてしまったうえに、「その（お値段の張る）シャツは要りません」と言えず買う羽目になった記憶がよみがえる。就職先は、ノルマもマニュアルもないお店だったので、「売らなきゃ」というプレッシャーは感じなくて済んだ。積極的に声をかけてガンガン売ろうという雰囲気だったら、きっと辞めていただろう。

最初はしどろもどろで頼りない店員だったが、少し経つと役割を演じる感覚になってきた。お客さんは買い物という目的でしか訪れない。あるいは、何かしら洋服を探している。おしゃれを楽しみたくて足を運ぶ。お客さんと店員というはっきりとした関係の中では、求められていることや、すべき対応は分かりやすい。誰も、私という店員に素を出すことを要求してくることはない。気弱でいつもニコニコして、申し訳なさそうに笑う私に、気の良いお客さんが話しかけてくれることもあった。場を盛り上げるのは苦手だが、うなずきながら話を聴くと喜ばれることも多い。純粋にお客さんに楽しんでもらいたいと思った。

次第に、店員としての私は人と話すことへの恐怖感をあまり感じなくなってきた。職場でも、役割があることで、私は一員になれた。失敗して落ち込むことは多かったし、相変わらずコミュニケーションが苦手で誤解が起きることもあった。電話でのやり取りでお客さんを怒らせてしまうこともある。辞めたいなと思うことも何度もあった。でも周りの人たちに恵まれ、たくさん助けられた。

毎日、「いらっしゃいませ」「ありがとうございます」と言うこと、接客をすること、「ありがとう」と言われることを繰り返す中で、対人そのものに免疫がついたようだった。少しずつ対人筋肉をつける修行のような日々だった。

働き出して5年目の27歳の頃、急に身も心も軽くなり始めた。それは、もちろん躁状態ではなくて、私自身の変化だった。仕事にも慣れて、経済的にも完全に自立でき、パートナーとの関係も落ち着いていた。私は行動的になって、ひとり旅をしたり、気になる場所に出かけたり、生活を楽しめるようになっていた。働いたことで、長年乱れていた生活のリズムも整い、健康的だ。こんなに心身のコンディションが良いことは今までにない。それに、こんなに日々を楽しめていることも、気分が晴れやかなことも初めてかもしれない。今までは平日の仕事の疲れを回復するので精いっぱいだったのに、休日にも、動く元気や、出かける元気、人に会う元気がある。

興味や好奇心の赴くままに、自分の力で行動できることが嬉しい。このまま興味のある人とも自然と話せるような気がしてきた。子どもの頃から20年以上、頭の中に霧がかかったようにモヤモヤしていた感じが、急に消え去った。突如、足枷《あしかせ》が外れたような自由を感じた。心と身体が、軽い。話すことや人への恐れが、ものすごく軽減している。

行きたいところに行く、やりたいことをやるということを、これまでもできることはあった。だが、周りの人が気になったり、場面緘黙傾向が発動したりして、それを楽しむことがなかなかできなかった。せっかくがんばってここまで来たのに、楽しめないし、有意義に過ごせない。

そういう落胆を何度となく繰り返していた。好きなミュージシャンのライブに行くこともそうだし、買い物や食事に行くこともそうだった。大学時代や専門学校だって、本当はもっと積極的に人と関わりながら、脇目も振らず学びたかった。

それが今は、何でも最高に楽しめる私になっている。今までのように、ブレーキが勝手にかかり出すことがない。これが、いわゆる「普通」の人の感覚なのだろうか？　躁状態のようにコントロールが利かない感じではない。自分の意志で行動を選択して動き出し、それに打ち込めるし、集中できる。ワクワクもする。私は、初めて、生きている気がする。

不思議と一緒に過ごす友達ができ始め、友達付き合いや人付き合いが広がってきた。今度は躁状態のときとちがって、心は安定している。今までにはありえないことだ。私は、過去にもてなかった「友達と過ごす時間」を取り戻すかのように予定を詰め込んだ。人と会ってご飯を食べておしゃべりすることを繰り返した。この波に乗って、気軽に人に会えるテンションを定着させたかったし、純粋に楽しかった。死ななくてよかった。生きていてよかった。静かに、唐突に、こんな日が来るなんて、思ってもみなかった。人生で今がいちばん楽しいと、心から思った。

同時に、20年以上困り続けていたことが次々と改善してきた。場面緘黙、視線・対人恐怖、被害妄想、軽い鬱のような感覚、指の皮膚むしり、過敏性腸症候群、他者への執着と依存、過呼吸、過食・過眠・浪費など、どれも治ったわけではないが、生活の中のストレス軽減とともに、症状が緩やかになっていた。この数年間で少しずつ生活の質が上がり、心身の健康を取り戻すことができていたのかもしれない。

この頃私がよく言っていたのは、私の中のネガティブな人格が3人死んだ、ということだ。そのくらい私の内面が変わったことを実感した。1人目は「場面緘黙や対人・視線恐怖の人格（とにかく人がこわい私）」、2人目は「鬱的な行動抑制人格（何に関しても行動を起こせない私）」、3人目は「他者への執着・依存人格（特定の人によりかかり過ぎる私）」だ。私は27歳で完全に脱皮して、生まれ変わった気持ちだった。ずっと生きづらくて、どうしても何かが引っかかっていた。いつも、重い心身を引きずるようにして歩いていた。つい半年前は、友達がいないことが寂しくて暗い部屋でひとり丸まっていたのに、今は一端の人間らしい充実を感じている。やっと人生が始まり、動き出した。私は外の世界でも、人間になれている！

大学時代に縁のあった友人たちとも、出会って5年以上経ってから、やっと友達になれた。場面緘黙のことを話すと、「たしかに、当時は10話しかけても1か2しか返ってこない感じだったね」と言われた。今は、波はあるが基本8くらいは返せるようになっている。「自己流の会話でOK」「多少おかしくてもいいや」と開き直れるようになった。仕事の中で会話の経験を積んだこともあり、話が続くようにもなった。信じられないことだが、私は会話する中で自然と心を開いて、仲を深めることができるようになっていた。

そして、ちょうどこの頃、場面緘黙を知った。私は突き動かされるような衝動のもと、緘黙の活動に邁進し始めた。こんなにも何かに打ち込めたことは人生で初めてだった。このタイミングだったからこそ、場面緘黙界隈にコミットする勇気と勢い、モチベーションがもてたと感じる。

振り返ると、大学卒業後、アルバイトをした頃には私の場面緘黙は治っていたのだろう。だが、身内以外の人との関係性を築けないこと、ある一定のところから深く親密になれないことなど、悩みは尽きなかった。会話やコミュニケーションがうまくいかないことが原因なのは分かっていても、どうしても自分を出すことができない。身内とはごく自然に話せるという落差に、常にどんよりさせられてきた。

私を守っていた最後の心の砦は、あと、もうほんの少しなのに私を自由にしてくれなかった。

だが、何年もかけて心身の土台を建てなおし、人と接していく中で、毎日一ミリずつ砦を壊していたのかもしれない。気が付いたら私なりの自信と活力が満ちていた。

よく、「どうやって話せるようになれたのか？」と聞かれることがある。ひとことでは答えられないし、自分でもよく分からない。それで、起きたことを延々と書き綴ってしまったのだが、パートナーができたから治った、仕事をしたから治った、というものではない。私が今の状態になるまでには、私のペースで、これだけの時間と経験が必要だった。毎日の積み重ねの中で、小さな行動のひとつひとつが蓄えられていったのだと感じる。いまだに悩ましいことは多いし、克服してはいない。症状に波もある。時間がかかってしまったし、とてもまわり道に思えるけれど、そのときはそのときの最善を尽くしていたと言うしかないことの方が、多かったように思う。

第4章

場面緘黙のあとに

1　友達との距離感

場面緘黙を知らないで過ごした幼少時代。物心ついたときから、私の悩みは人間関係の悩みであると思ってきた。そして、人間関係がうまくいかないのは、自分の性格や人間性が要因であると考え続けてきた。私は、人との関わり・対人を極端に恐れる人間なのだと。だから、とくに身内以外の人と関われないのだと思っていた。

人見知りや恥ずかしがり屋という言葉はしっくりこなかった。純粋な人見知りや恥ずかしがり屋なら、きっと少しずつ話すことに慣れていくだろう。私はいつも「人見知りで……」と言いながら自己紹介する人に、内心怒りながら嫉妬していた。人見知りだと最初の自己紹介で言える程度なら、どんなに良いだろう。私には言えない。それほど話すことができなかったし、人と関われなかった。だから友達ができない。友達についての劣等感は激しい。

小中学校の頃は話せるときもあり、人と仲良くなることもあった。だけど、もともと話せる幼なじみ以外とは、仲の良い友達としての関係を持続することができなかった。いつも友達との距離感で悩んでいた。

場面緘黙によって話せる人や場所が変わる。誰が居て、どんな場所で、どんな雰囲気で、何をしているかなど、状況によっても変わる。些細な変化で話せなくなってしまうこともある。そのことで誤解を受けることは多い。

私が幼なじみと話している姿を見たクラスメイトに「どうしてあの子とは話すの？」と言われたことがある。問われても、私にも分からない。答えることもできない。なぜか限られた人や場所でないと話せない。周りから見ると、話す相手を選んでいるように見えるらしく嫌味や意地悪のようにも聞こえた。「本当は話せるらしいけど？」と問われたこともある。私はその度に心臓が飛び出しそうに動揺していたが、かといってどうしようもなかった。変わり者として見下されていたし、純粋に不思議がられていた。

小学生の頃、同じクラスの女の子と仲良くなり、お互いの家にも一、二度だが行き来するようになったことがある。学校でもその子とは話せていて、仲良くしていた。しかし、やり取りの中で、私がその友達を傷つけてしまったかもしれないと感じる瞬間があった。ぼんやりとしか覚えていないのだが、私はものすごく不安になった。そしてその瞬間から、その子と全く話せなくなってしまった。相手からすれば、今まで仲良くしていた子が急に全く話してくれなくなるなんて、不可解だし傷つくだろう。無視されたと受け取られたのか、その子は私に話しかけてくることもなく、そのまま二度と話さない関係になってしまった。私は傷つけてしまったことに深く傷ついて自分を責めた。その後も、どうしてもその子と話せるようにはなれなかった。

中学のときも似たようなことが起きた。仲良くなった女の子と、家で遊んだときは話せていたのに、学校では話せなくなってしまった。そんな私を見て、相手の子は私をいじめ返してきた。学校で、私に無視されたと思ったのだろう。そんなつもりはなくても、皆を「裏切られた」と感じさせてしまう。そのことが苦しくて、私はもう話さない方が良い、誰とも仲良くならない方が良いのだと何度も思った。その度に場面緘黙傾向が強まり、学校での緊張が高まった。

よく起こることとして、私が「あと見知り」と呼んでいる現象がある。初対面の人よりも、顔見知りや知り合い程度の人の方が緊張してしまう現象だ。私はいまだに、初めて会う人よりも、二、三度会ったことのある人の方が、断然話しかけられなくなる。知り合った「あと」の方が人見知りが強くなるので、「あと見知り」と名付けた。人見知りと場面緘黙はちがうけれど、場面緘黙でない人にもこの現象について共感されたことがある。

少し知り合ったあとの方が、相手からどう見られているだろうかと考えてしまい不安になりやすい。相手と仲良くなりたい場合や、継続的に良好な関係を築いていく必要のある場合も、余計に緊張する。好かれたいという気持ちがプレッシャーになるせいかもしれない。あるいは、相手から見た自分のイメージの維持を意識し過ぎてしまうのかもしれない。今までと同じように接しなければと思ってしまう。場面緘黙が出て、態度や様子が変わったと受け取られるのがこわい。そういった気持ちがあるように思う。

会えば会うほどに自分の中で不安が大きくなる。たぶん自分の中で相手を意識することが増えていって、相手の反応に影響を受けやすくなっているのだ。その不安から、相手と距離を取りたくなってしまうのだろう。初対面の人と話しやすいのは、まだ相手に対して意識していることが少ないからだと思う。私を「話さないキャラ」と認識しているであろう相手には、そのことを意識して「話さないキャラ」を維持しようとする力が自然とはたらく。なるべく相手の反応から影響を受けないように、相手からの（とくに否定的であったり想定外であったりする）反応を引き出さないようにしてしまう。

実際の相手との関係の中では何も起こっていなくても、自分の中で相手に対する不安が生まれると、話せなくなってしまう。急に嫌われているような気がして、こちらから連絡することが億劫になり、関係が途絶えてしまうこともある。もちろん、それ以前に人と関わること自体を徹底的に回避してしまうこともあった。そうすると、人とつながるきっかけを完全に失くしてしまう。孤独を貫けば場面緘黙や人との関わりに悩むことはない。だが、芋づる式に孤独からの生きづらさが現れる。

言葉足らずで誤解を招くこと、逆に接し方が分からなくて過剰になってしまうこともあった。学校で流れ作業をしているときに、何かの工作の部品を糊で貼っては隣の人に手渡していく状況があった。隣はちがうクラスの女の子で、私は少しだけ話しやすさを感じていた。たぶん、中学校の委員会での作業とか、そういう場だった。作業が始まると、私は受け取る度に「ありがとう」と言った。流れ作業なので、何度もありがとう、ありがとう、ありがとうと言い続けなければならない。これではロボットみたいだ。さすがに言い過ぎな気がしてきたが「途中でやめると変に思われるかな?」と考え出すとやめられない。どうしよう。不安に包まれていると、となりの子が冷たく「いいよ、そんなに毎回言わなくても」と言い放った。馬鹿にされた気がした。反動で、また場面緘黙が強く出始める。

グループに入りきれていない、一緒にいるのに私だけ話さないのもしんどかった。外からは仲良く見える距離感なのに、私だけ糸がつながっていない気がする。私だけが誰とも情報のやり取りがなくて、いつしかそれが普通になる。どうしても存在感が薄れていく。私とグループ皆との関係も、時が経つにつれどんどん歪《いびつ》になる。私が話さないことには触れないけないことが暗黙の了解になって、それが普通になる。ある意味全くの孤立よりもしんどい。お弁当を食べるときも、常に私がここにいていいのだろうかという気持ちだった。本当に申し訳ないし惨《みじ》めだし、頭の中は葛藤に埋め尽くされていた。

成人してから、ほぼ初めて会う人たちの会食の場へ参加した。友達が誘ってくれたのだが、全く慣れない女子会的な雰囲気だった。人前で食事をするのも苦手なので、さっそく緊張が高まり話しづらくなってきた。私はほぼ話せない状態で参加し続けた。そんな中、「話さない」私は全く存在しないかのように振る舞う人がいた。まるで私の姿が見えないかのように、全くこちらに視線を向けない。存在を完全に無視されていた。最初は気のせいだと思ったが、いくら時間が経っても、私がその人に視線を送っても、その人は私の存在を一度も認識していないというほどに、見なかった。

別のあるとき、4、5人が集まっている状態で私だけが話せなくなって固まっていると、きつく睨《にら》まれたこともある。ほぼ初対面の人だが、何度か強い目線でこちらを見てくる。これらはたぶん、私の被害妄想や気のせいではない。このような人たちは、意志をもって私が話さないことを責めているのだ。「話さない人とは話さない」「話さない方が悪い」「何か言えよ」「参加しているのに自ら話さないのは無責任だ」などと、言葉にせずに言っているのだ。明確な意に背中が凍りついたが、良くも悪くも私のことを意識してくれたのだなと感じた（しかし、それでも余計に話せなくなっていくのではあるが）。

前者の人からは、話さないことで瞬時に完全に見限られたような恐怖が大きかった。せっかく話しかけられても答えることができないから、嬉しいし申し訳ないけれど放っておいてくれた方が苦しまずに済むと思う場合はある。緊張が続くし、反応できずに居たたまれなくなってしまうからだ。だけど、私が話せなくても、存在を気にかけてくれていれば、その気持ちは伝わってくる。だがこのときは、「黙っている人は1ミリも気にかけてやらない」という意地が感じられた。明確な意志をもって存在を完全に無視されるのは、これ以上ないくらいこわいことなのだと私はこのとき思い知った。

後者の人は、後に一対一になったときに私から話しかける必要があった。恐る恐る話しかけたら、親しげに話してくれて少しほっとした。

「話さない」という振る舞いを、何らかの意味のある態度だと受け取られてしまうとき、私はとてもしんどい。本当は「話さない」のではなくて「話したいけど話せない」。場面緘黙による誤解なのだ。だが、相手は相手なりに私が明確な意志をもって「話さない」「黙っている」のだと解釈してしまう。他者への態度として、人間性と結び付けられて否定的なジャッジを下されることは最も悲しい。

大学時代、私と、話せる女の子の友人とふたりでいたところへ、その話せる友人の友人（初対面・男の子）がやって来た。その途端、私はほとんど話せなくなってしまった。そのことが話せる友人の気を悪くしてしまって、気まずくなった。例えば、母や妹やパートナーくらい安心感を抱いている人と、私と、初対面の人だったら私は話せたと思う。その話せる友人とはまだ「一対一なら何とか話せる」程度の関係だったのだ。だから、その友人の友人が来たことで余計に話せなくなってしまった。

気を悪くした友人から、「パートナーとばっかりいると友達失くすよ」と言われてしまった。そもそも友達もほとんどいたことがないのだが。私がその友人の友人を気に入らなくて、それで話さなかったと思われたみたいだ。場面緘黙の観点からは的外れな意見だったが、そんな風に言われても仕方ないのだろう。私は人を選んで話したり話さなかったりする傲慢な人間に見られてしまった。本当はそうじゃないのに。憤慨と落ち込みで気持ちが沈む。軽蔑されたかもしれないという思いは、たとえ相手が親しい人でなくても、とてもこたえる。

人との関わりを回避し続けていたら孤立する。そして私は、ひきこもりがちになり鬱になってどん底に向かった。だから、人と関わることを避けるのは、やめた方がいい。頭ではそう思っているのに、うまくいかない。あいさつやおしゃべりがこわくてまわり道したり、人のいないときを見計らって表へ出たり、毎日の行動も制限される。話せるようになっても、まだ自由にはほど遠い気がした。

2　支配する・される

教室の中で、稀になぜか話せる子と出会うこともあった。そんなときは、その子とふたりで仲良く過ごすようになる。しかし、話せる存在に救われている反面、私はその存在を利用しているのではないかという罪悪感もあった。教室内で孤立することを恐れた私が、絶対に私を傷つけないと確信がもてる存在を、無意識に選んでいる節があったからだ。私はどこかその子を見下していて、拒絶や支配をされないことに安心していた。無言のうちに、私と一緒に過ごすよう操作や束縛をしていた気がする。自分より弱い存在を見つけ出す自身の卑劣さに、嫌気がさす。

場面緘黙の人は、自身が『その場をコントロールできる状況にいる場合は症状は生じず、相手の反応に大きく影響される場面で症状が生じる』[*]という。私は場面緘黙児の本能で、症状の出にくい相手を見つけていたのかもしれない。妹とパートナーと3人でいるときに天下なのは、私にとって完全にコントローラブルな状況だからなのだろう。無意識とは言え、大きな影響は受けないとみなした相手としか話せないなんて、自分はどれほど弱い人間だろう。相手の反応に大きく影響を受ける状況を死ぬほど避けたい。恐怖への自己防衛として場面緘黙が発動するのなら、実際にものすごい恐怖を感じていることは事実なのだろう。だが、恐怖を感じにくい相手としか接することができないことは当事者を苦しめる。

場面緘黙傾向が強かった子ども時代、私が稀に仲良くなれた相手とは、必ずしもお互いが絶対的な信頼感でつながっていたというわけではない。「ほかの人とは話さないのに、あの子とは話すなんて、よっぽど仲が良いのだろう」と受け取られていたかもしれないが、そういうわけではなかった。何らかの理由で「この人は私を絶対に脅《おびや》かさない」と確信している相手とな

＊『場面緘黙支援の最前線　家族と支援者の連携をめざして』
ベニータ・レイ・スミス／アリス・スルーキン編　ジーン・グロス序文　かんもくネット訳　学苑社　14ページ

ら、話せることがあったのだ。些細なことでも傷つきやすく、影響を受けやすく、重く受け止めてしまうことの裏返しとして、相手を支配可能だと確信できるレベルでやっと安心できるのかもしれない。

相手自身も孤立したくないという気持ちを抱えていたり、人を拒絶することのできない人であったり、そういう弱さを私は見ていたのだと思う。この子といる分には、自分は傷つかないといった安心感があったのだろう。

このような関係も共依存と呼ぶのかもしれない。場面緘黙である私の心の奥底には、支配・被支配一歩手前の感覚が潜在しているのだろうか。家族に対しては、外で場面緘黙に支配されればされるほど、内で心許せる人を支配しようとしていく私がいた。パートナーにも、また別なかたちで依存してしまっていた。私はずっと人と健全な関係を結べないことで悩んでいる。距離感の調整や、段階的に関係を築くこともできていない。自分の言動のすべてが不適切なのではないかとこわくなることも多い。

場面緘黙と自身の弱さや課題を混同して、言い訳や盾にしたくはない。けれど、私自身の性質と場面緘黙を切り離せるわけでもない。私自身の性質や体験、家庭環境や親との関係性などとも絡み合いながら、人格が形成されていく。場面緘黙は私の一部でしかないけれど、人格形成にも色濃い影響が出る。

「話さない」ことで支配しやすい存在だと認識されることもありがちだった。私の大人しそうな姿を従順に感じたと、異性に好まれかけたこともある（それは私の本当の姿ではなくて、私の憎む場面緘黙状態の私の姿だから、複雑な気持ちになった）。相手の反応に大きく影響を受けやすい状況で、場面緘黙の症状が出る。もしかしたらそれは、自分を場面緘黙に支配させることによって、他者に自分を支配させない術なのだろうか。

私は心から、相手の反応に大きく影響を受ける状況を恐れている。恐怖を感じる相手には、確実に私自身がコントローラブルな存在になってしまうと分かっているからだ。同調圧力や相手が怖くて、嫌な顔をすることも、断ることも、絶対にできないと感じる。逆に、少人数の職場が安心できたのは、ひとりひとりの反応が予測可能な範囲だったからなのだろう。

私には、不安や恐怖に支配されやすい脆《もろ》さと、自分が支配しやすい状況において、場をコントロールできる権力をもちたい気持ちがある。それは表裏一体だし、とにかく不安が強いのだと思う。しかし、自分の意のままにしようとするのでは、相手の気持ちを無視することになり、関係は破綻する。心を砕いて自身のイメージを全うするよりも、自分の想定を超えた事態に出会ったとき、私は成長できた。場を仕切りたいとか、率先して引っ張っていきたいとか、そういう気持ちはなくて、自分が参加者として認められていて、他の参加者と同等の発言権があれば十分という感覚もある。

相手が根本的には私に関心がない場合も、私は気楽に話せる。一方的に自分の話をしたいだけの人、ただ受け入れてもらいたいだけの人もいる。稀にそういう人に依存されることがある。私が口数少なくてニコニコしているから、どんな話でも聴いてくれる、大人しくて言うことを聞く、言いなりになると思われる。皮肉だが、相手は私自身には関心がないのだろうと思うとものすごく安心するため、話せることが多い。聴く側の気持ちを無視する態度が、私自身に注目してくることはないという安心感につながる。そのような理由で「話せる」人としかつながれなくなってしまうと、空疎な人間関係しか得られないというフラストレーションに苛《さいな》まれる。

私に依存しようとした人の気持ちも分かる。私にも、話せる人がいないから、孤独だから、多少我慢することがあっても、対等でなくても、自分の時間を相手に削り取って渡してしまってもいいと思っていた。昔教室で私がしていたこと、相手を弱いとみなして無意識にコントロールしようとしていたことを思えば、それが自分に返ってきても仕方ないと思ってしまう部分もあった。

そういった経験を経た今の私には、自分にとって大切に思える関係だけを、選んでいくことしかないと思っている。それは、相手にとっても大切に思えるような、お互いの気持ちが通い合っている関係だ。自然と対等であり、お互いを尊重できる。一緒に過ごすことで、気持ちが潤う。傷つく可能性があっても、本音を伝え合える。過去は、「(私にとって貴重な)話せる相手だから」と、乾いた関係にしがみついてしまいがちだったし、その関係性に依存していた。私にとって、人との健全な距離感と関係性を保てるようになることは、とてもむずかしい。だが、許されるならば、これからも自分なりに試行錯誤していきたい。

3 会話と対話

私は専門学校そして就職と、自分の好きな布に関わる道へと進んだ。その中でたくさんのすてきな人たちと出会うことができた。趣味が合いそうな人、波長が合いそうな人、尊敬する人、憧れる人。だが、そんなすてきな人たちと、私は関係性が築けないでいた。とくに27歳までは、人とうまく仲良くなることができなかった。「うまく」というのは「自然に」ということなのだろうが、「自然に」仲良くなっていく過程がどういうことなのか理解できない。人と打ち解けていく経験がなさ過ぎるのだ。

アルバイトや仕事によって、私はだいぶ話せるようになっていた。だが人との関係を深め合うこと、その入り口であるおしゃべりや会話が、どうしても苦手なのは変わらない。人は会話の中で関係を深めていくはずなのに。頭ではそう思っていても、口が開かない。相手の話を聞くことばかりに偏ってしまう。自然と自分からは話さない態度になる。心の中では「話さなきゃ」と焦り続け、冷や汗をかいている。

少しの緊張でも、何を話せばいいのか分からなくなってしまう。急に頭の回転が止まりかけて、何も思い浮かばなくなる。さっきまで浮かんでいたはずの言葉は、モザイクをかけたように霞んでしまい、真っ白になる。とくに「話すこと」を頭の中で意識しているとき、そうなりやすい。なかなか自分から話し出せないし、沈黙が続くと余計に話し出しにくくなっていく。私が話さないせいで気まずさが生まれている気がする。沈黙が罪悪感を運んでくる。

自分のことを話すことができず、自分の話題になると何となく逸《そ》らしてしまうこともあった。話の矛先が自分に向くと、自然と強いブレーキがかかり、答えを濁《にご》してしまう。反射的に、注目を避けたい、自分を知られるのがこわいという気持ちが湧き、表情も曇っていく。「また私のせいで場を盛り下げてしまう」と落ち込む。

「さあ話して」と言わんばかりに問いかけられることもあった。これはいちばん気圧される。

突如、注目されると話せない。話すことそのものだけでなく、話す内容の面白さや、いきいきとした話し方まで求められているような気がする。期待されることが多過ぎて、プレッシャーでフリーズしてしまう。私があまりしゃべらないことを気遣って話を振ってくれたかもしれないのに、結局話せなくて申し訳なくなる。

会話の中で相手に深い質問をするのも苦手だ。あまり踏み込めない。「大して親しくもない私なんかが、こんなこと聞いてもいいのだろうか?」と思ってしまう。自分が踏み込まれるのは苦手なことの裏返しでもある。でもそれは、自分のことを知られたくないという意味ではない。どうしても心を開いて話せないという苦手さだ。だが、相手には自分のことを知られたくない意として伝わってしまう。そうすると、相手も自分のことを深く話そうとはしないし、質問もしてこなくなる。譲り合いや、気持ちの読み合いの末、「あまり自分のことを話したくないのかな?」と受け取られ、さらに会話が進まなくなる。相手が気を遣って、私の気持ちを察してくれようとすればするほど、気まずくなることもある。

私の心が固く閉じているせいで表面的な会話しかできず、ある一定のところで関係が深まらなくなってしまうのだ。言いたいことが浮かんでも、なかなか話し出せないままタイミングを逃してしまい、話が進んでいってしまうこともある。アルバイトをして話せるようになった後も、そういう歯がゆい一方通行さを感じ続けていた。

「ここ、そんなに緊張するところじゃないよ！」と、いつか誰かに言われた記憶がある。たしかに、全く緊張する必要のない場面だと思えば、緊張がほぐれるかもしれない。ほんの少しだけ冷静になれるのではないか。それで雑談の場で「リラックスして楽しくおしゃべりする場面だよ！」と自分に言い聞かせてみたが、あまり効果はなかった。こんなにやさしい人たちなのに⁉と思うほど穏やかな人々の中であっても、だ。少し話せるようになったからこそ「さっき変なこと言っちゃったかも……」「あのときはこう返すのが正解だったのに、失敗した……」などと思い返しては、うじうじと悔いることも増えた。

気軽に話すことを意識しようとすればするほど逆に緊張する。私の口も、表情も、固くて、重くなる。それに、緊張している意識のないときでさえ、緘黙は出る。緘黙的な態度が、「私と話したくないのかな？」「私と仲良くなりたくないのかな？」「私が苦手なのかな？」「話しかけない方が良いのかな？」と思わせてしまう。話さ（せ）ないことが、「あなたとは仲良くしない」というメッセージに誤変換されて届く。まさか会話のあいだ中、私がどうしても自分を出せなくて葛藤しているとは、思いもよらないだろう。口数の少ない私のことを「場面緘黙なのかな?」と思ってくれる人はほぼいないに等しい。

子どもの頃から、そうして人が離れていく。気付いたら、仲良くなれそうな距離感だった人がほかの人と仲良くなっていたことは多い。それは水が流れるように自然に起こることで、私は悲しかったたし、ただただ切なかった。

とは言え、一対一だと不思議なほど話せるのは何故だろう。3人以上だと会話なのだが、2人だと対話が可能だからだろうか。

会話は、文字通り会って話すことで、おしゃべりをするイメージだ。おしゃべりはその場を円滑に共有するために流れていく音のようなものだと思う。同時に、おしゃべりすること自体にはとても意味があって「気楽に気持ちを通わせる」行為だとも感じる。

おしゃべりができないというコンプレックスは強い。このおしゃべりできる能力が、幼稚園、学校、会社、地域などの社会でやっていくには、どれほど必要な技術だろうかと思う。映画などでラフなおしゃべりをしているシーンは、いちばん憧れる。ある程度楽しくおしゃべりできれば、大半の場所で心地よく居られそうだ。日常生活の中で「話す」と言えば、そのほとんどが「おしゃべり」だろう。そのことが、場面緘黙の人の大きな足枷《あしかせ》になる。場面緘黙の人に対して、「話せないなら話さなくてもいいじゃない」という人がいる。だが、目の前で人々がおしゃべりを交わす姿を見続けて生きていく中で、おしゃべりできたらいいのにという気持ちは自然と湧き続けるように思う。目の前で何かを食べている人がいたら、自分も食べたくなるようなものだ。そんな自然な欲求をもたない方が、不自然な気がする。人間としてのごく自然な欲求が抑えられてしまうのは、場面緘黙のつらさのひとつかもしれない。

おしゃべりの風景を学校などで観察してはいたのだが、話せるようになったからといって、できるようになるわけではない。おしゃべり＝会話の場で、私ひとりが対話しようとして、齟齬が起きていたこともある。まだ相手との関係が浅いのに、対話的態度で話しかけて引かれてしまったのだ。明らかに相手はおしゃべり＝会話をしようとしていた。おしゃべりが苦手な私は受け止められなくて、話題を変え対話的な質問をしてしまっていた。「気になる商品があってさー、あれどこに売ってるかな?」に対して、「どうしてこの職業を選んだんですか?」みたいなチグハグさだった。軽い言葉を意識して言うのは、逆に難しい。ある意味、どうでもいいことを言うのがおしゃべりの醍醐味なのだろうが、どうしてこんなに苦手なのだろう。空気を読むことと、読んだ空気を汲んで言動に反映させることは天と地ほどちがう。

私にとっての対話は、相手の本質を知ろうとすることだ。相手の情報を取り込んで咀嚼して関わりをつくり、影響を受ける。また、自分自身の私的なことではなく、意見や考えを表明し議論することでもある。一方、いわゆる会話やおしゃべりは、そんなに影響を与え合うものではないように見受けられる。ある程度、無意味で一方的でも良さそうだ。日常の表面的関わりを生きていくのに必要なのは会話だが、人間の生きる根っこに必要なのは対話的な深い関係性だと思う。

私は子どもの頃、どんな人とも深く関わって、どんな人にもできる限り親切にして、関わるすべての人と100%の信頼関係を構築しなければならないと思い込んでいた。今思うと全く不自然なことだが、「みんな仲良く」を真に受けすぎたのか、かなり強くそう思っていた。そんな部分も、私が場面緘黙で固まってしまうことと関係している気がする。

子どもの私の選択肢には、おしゃべりを意味する会話はなくて、いつどこでも誰とでも対話をしなければという重い選択肢しかなかったのだろう。それは、一方通行ではいけないし、無意味ではいけなかった。何気なく向けられたであろう言葉も、その意味も、重たく受け取ることしかできない。その固さが、周りとの違和感を生んでいたように思える。

場面緘黙の人が話せなくて困るとき、会話によるあいさつやおしゃべり・日常生活での意思表示ができなくて困ることと、対話による人との深い信頼関係の構築ができなくて困ることの、両方が混ざり合っている。どちらも切実な困り感だ。場面緘黙の人は、信頼関係を築くことを前提として、深く丁寧に人と関わりたいと思っているのではないだろうか。だからこそ、何を話せばよいのか考えすぎて固まってしまう。たぶんおしゃべりは、あまり考えない方がうまくいく。何となくフワフワ漂えばいいはずだ。でもそれを、とても困難に感じる人たちがいる。「言葉＝意味への過敏さ」と、「言葉＝意味を発することへの恐怖」は表裏一体だ。無意味を発することにも十分に意味が生じることを知っている。この世には、まばたきひとつ見られることさえ恐れる感受性がある。

私の中には、真正面から、言葉も意味も重たいものとして扱う態度があった。接するすべての人とは何らかの関係性が生まれると思う。不器用な態度だが、ときにはおしゃべりが覆い隠している本心や真実が求められるときもある。場面緘黙の人たちは、会話型よりも対話型の人たちなのかもしれない。あるいは、会話から対話へと、段階的に親しくなっていくのが「普通」だとしたら、対話から会話への順序が心地良い人たちも、いるのかもしれない。

大人になってから、深くつながれる人が増えてきた。人間は本能的に人とのつながりを求める。私は場面緘黙に苦しむ中で、深い心のつながりにこそ飢え続けて生きていた。現在は、私に根付いた対話を求める頑なさが、最も飢えてきた「深い心のつながり」をもたらしてくれている。

4　場面緘黙とコミュニケーション

会議や議論、テーマトークの場合に、話しやすさを感じることがある。最初から主題などが設定されていて話す内容が決まっているし、形式もある程度決まっている。私的なことではなく、主題に則った意見や考えをやり取りする方が話しやすい。議論には、対話的態度が担保されている。「何をどう話せばよいのか分からなくなる」というつらさはない。雑談のように、雲をつかむような道筋のなさに立ちすくむことがないのだ。仕事であれば、自分自身のプライベートとは関係のない話題が多いし、私にとっては雑談よりはるかに話しやすい。

とは言え、緊張は強いし、ものすごく消耗する。会議だからと言って、うまく話せるわけではない。適切なタイミングで意見を言うことができないことの方が多い。後から、伝えきれなかった意見や気持ちを、メールで送ることもある。初めからメール頼みという訳ではないが、今は文字でのコミュニケーションツールが増えている分、そういったフォローがしやすく、助けられている。

ちなみに、場面緘黙の人は筆談やメールなら緊張しないで、楽にスムーズにコミュニケーションが取れるという訳ではない。自己表現全般に恐怖を感じているため、筆談やメールであっても、緊張を伴う場合も多い。筆談も、文字を書いている様子を見られたり、あからさまに待たれたりすると、書けなくなってしまうこともある。あまり注意を向けないでゆっくり待ってもらえると、気持ちが楽だろう。目立って注目されるから筆談は好まない人もいるし、筆談が最もコミュニケーションを取りやすいという人もいる。頷《うなず》きでなら答えられる人もいるし、できれば何とか話したい人もいるだろう。当たり前だが、ひとりひとりちがう。

場面緘黙経験者として取材を受けることも、緊張はするが話しやすい。一対一であることと、対話形式であることが理由だろう。場面緘黙のことを知ってもらっている安心感もある。自ら話すことを考えるより、質問に答える方が自分の言いたいことが引き出される感じもある。雑談のように、自分のノリを生み出しながら話す必要もない。受身の状態のままでよいのだろうか、私が話してもよいのだろうかという葛藤もない。

取材を受けることは、役割として求められているものが分かりやすいという安心感もある。店員としてなら話せるのと同じで、ある場や状況、関係があらかじめ設定されていることが、逆に私の中身を出しやすくしてくれる。全く自由な場所よりも、ある程度ルールや決まり、マニュアルといった型がある方が安心して動ける。「ここにいていいのか?」「これをしていいのか？」という不安が大きいため、役割による存在の許可と、行動の道すじが保証されていることが、安心につながる。受動的でいられる状況の方が、かえって能動的になれるような逆説があるのだ。普段は無口な役者が、役の上では生き生きと演じることができると言っていたが、近しい感覚なのかもしれない。

また、何もすることがなく、話せず固まってしまうときは、役に立たない自分を責めてしまう。「何でここにいるの？」と言われる恐怖が湧いてくる。本当は役に立っていない状態でも人と居られるようになれたらよいのだろうが、役に立てることと引き換えで、やっと「居てもよい」のだと思えている。

ここ数年で、新聞やテレビなどのマスメディアに出る当事者も増えた。人前で話せなくなる場面緘黙の人がメディアに露出することは、一見不思議なことだ。私が取材を受けるとき「場面緘黙経験者として活動する人」という役割があって、演技をするような感覚もある。活動者を演じるような感覚に陥ることは、それはそれで危険だなと思うが、緘黙の私にとっては、枠や型が決められている中だからこそ生き生きする自分をも感じる。同時に、より生身の人間としての発信を欲する本能もある。

役割を全うするためのフォーマットやテンプレートが見通しとなり、ロールプレイ（役割演技）的に振る舞う中で、徐々に自分を出せるようになった。それから、自分を出せている分、役割演技的な面を脱却していくような過程があった気がしている。まず、自分として自分を出す前に、役割として自分を出すことが、段階的に慣れるための予行演習として機能し、安心をもたらしたようだ。役割演技は、未知の場において、他者や環境との相互作用的な自己表現をしていくための導入になっていたのかもしれない。

何らかの役割やパターンの上で話せるとき、それは私であって私でない。まだ真の内面は出せていないのだろう。しかし、話せる私を獲得する中で、ようやくほんの少しずつ私の内面を、相手に引き出されつつ、相互作用の中で表現していけるようになる。

話せない気持ちを、ある目的達成のモチベーションが上回り、話せた経験もある。話すことは、大きな目的を達成するために必要な小さな手段のひとつに過ぎないと思えてきたのだ。「話すこと」が大きな建物を建てるために必要なごく一部分のパーツや、ツールに見えてくるとき、「話せない気持ち」の優先順位が自分の中でぐっと下がる。

「どうしてもこの仕事をこなさなければならない」と思い、目の前のことに集中して取り組み続けているうちに、話すこと自体を意識しなくなっていることもあった。もし、私がどうしても世界一周したくなったなら、話すことはそのために絶対的に必要な手段となるだろう。緘默や、拙《つたな》い外国語を話す恥ずかしさを突破できる可能性がある。話すことや話せるようになることを目的とせず、好きなことや、やりたいことをやる。その過程や達成に意識を向けてみると、案外足枷から自由になっている自分と出会うこともある。

昨今は、とくに就職活動などでコミュニケーション能力を求められる風潮が強い。場面緘黙の人にはきびしい現状だ。コミュニケーション能力というと、会話力が重視される印象があるが、会社や職種によって必要な能力はちがってくる。求められる場面において定義は変わるはずだ。

例えば、私が服屋の店員のときは相手に合わせることが基本だった。お客さんの話は、ひたすら傾聴するようにした。驚いたのだが、話を聴くことだけで喜ばれる場面は多い。こちらからあまり話さなくても、とても感謝される。

へりくだり、どこまでも顔色をうかがってお客さんの気分を害さないようにすることもあった。傷つくのを過剰に恐れる半ば神経症的な思考回路だったかもしれない。だが先を読んで気遣う場面では、他の人の気付きにくい細かい点に気付けることもある。それで、いち早く対応ができたりもする。丁寧で柔らかい物腰（＝どうしても低姿勢になってしまう）であったり、落ち着いて冷静であったり（＝焦っていても表情に出せない）、かえって堂々とした雰囲気として受け取られることもあった。私は、まず自分が発信していくことよりも、発信されたものを受け取って返していくことの方に適性を感じた。場面緘黙の人は、発信に応答する方が動きやすいと思う。

接客の経験を増やす中、心の深いところで、お客さんからの感謝を受け取っていった。たとえ表面的関わりでも、そのときの「相手と私」から生まれる感情や表情を、そのまま受け取り返していく感覚を積み重ねることが大事だった気がする。職種や役割によっては、場面緘黙的な面が役に立つ場合もあるように思う。

コミュニケーションを取る方法は会話だけではない。場面緘黙の人の中にも、ジェスチャーや筆談が安心できる人もいれば、そうでない人もいる。手紙や交換日記、LINEやメール、SNSもある。うなずきや、目と目を合わせることで意思疎通を図ることもある。手話や外国語を使う人もいるかもしれない。だが、やはり話せるのがいちばんで、話すことの代替えとして別の方法を用いている当事者が大半なのではないだろうか。多くの当事者が、話したい・話せるようになりたいと思っていると感じる。

場面緘黙の人たちは、芸術的な感性をもつとも言われる。文章や絵を描くこと、写真を撮ること、ダンスや音楽などで表現する人もいる。歌うことや、演劇における役者、芸人としてならば、話せるという人もいる。場面緘黙のうちに養われた鋭い洞察力や物事を俯瞰する力と、自己表現が結びついていくこともあるだろう。何より自身の創造性を発揮することは、緘黙で抑えられてしまう自分らしさを発揮することでもある。場面緘黙でバランスの取れた「自分の出し方」ができないぶん、別の方法ではマグマのように自己表現しようとする私を感じることもある。仕事や役割、ウェブやSNS、創作表現など、一方向性や受動性、間接性が私のコミュニケーションをスムーズにしてくれる。

5　後遺症と二次症状

場面緘黙の後遺症や二次症状（二次障害）に悩む人は多い。とくに成人の当事者にとっては大きな関心事である。そのことは、場面緘黙に関わる活動の中で多くの当事者の声に触れ、重く実感してきた。私自身、話せるようになっても、大人になっても、場面緘黙を引きずっている。一般的な場面緘黙の後遺症・二次症状の定義は曖昧な現状だが、私の体験を振り返ってみたい。

場面緘黙そのものは、不安や恐怖から身を守るための自己防衛で、緘黙することによって不安を下げている。それは、生き物の本能的な反射反応といえる。

しかし、それにより「話せない」ことで周りの人とのコミュニケーションが断絶される。社会参加が困難になり、孤立しやすくなる。そのため、年齢相応とされるコミュニケーションや人間関係における経験が積めなくなる。他者との関わりの中で自己を形成していくことがむずかしくなる。結果的に、社会に適応できない自分を責め、孤独の中で自己否定を繰り返していく。また、学校など症状が出やすい環境では不可避で長期的なストレス状況に晒《さら》される。同時に、場面緘黙の発症を恐れ、会話や人との関わりを回避する傾向が定着してしまいやすい。孤立し内に閉じてしまうことで自己解決志向が高まり、場面緘黙改善のきっかけをつかみにくくなる。

あくまで私の場合ではあるが、このような流れを辿ってきた。まず注目したいのは、場面緘黙そのものは不安や恐怖に対する防衛策であり、生存戦略であることだ。心身に何らかの脆弱性があり、それをカバーするために場面緘黙的な回路が発達した可能性もあるという。不安や恐怖とは、生き物として危険を回避するための感情だ。そのような感情を感じやすいことで、少しでも危険から身を遠ざけて生き延びようとしている。場面緘黙が発動するということは、命が生きようとしている証なのである。しかし、その場面緘黙の症状によって多くの困難が引き起こされる。主に、他者や社会との関わり、コミュニケーションにおいての問題だ。場面緘黙の症状自体は不安を下げてくれているはずなので、これらの問題は副作用的なものだととらえている。

多くの成人当事者・経験者が直面する問題のひとつが、コミュニケーションの経験値不足だ。場面緘黙経験者の中には、話せるようになった後の方がしんどいという人もいる。代表的な後遺症や二次症状といっても良い。私の子ども時代も、年齢相応の「人と関わる」機会や経験が充分でないまま、長い時が過ぎていった。人間として不可欠な、ある一部分の成長＝人と関わることにおける成長が置き去りになる。そのことに気付いていても、どうすることもできないままに時が過ぎて行く。

コミュニケーションの経験値が不足していることのしんどさは、話せるようになった途端、普通の人＝歳相応の経験値がある人と同等に扱われることだ。だから、今までもずっと「普通に」話せていた人のように見せなければならないし、振る舞わなければならない。そういう気持ちに追い立てられて、急に無理な背伸びをさせられてしまう。実際は話せるようになっても、その人なりの段階を経て経験を積んでいく必要があるだろう。ただでさえ、人との接し方を急いで習得しなければならない焦りや、年齢相応でないことなどを周りと比べてのプレッシャー、場面緘黙であったことがバレたらどうしようという構えや緊張もある。「自分のペースで進んでいけばよい」と開き直りにくい現状の壁にぶつかってしまう。加えて、話せるようになってもコミュニケーションの苦手さは残る。場面緘黙がある程度治って話せていても、「私はうまく話せていない」という感覚にとらわれる。会話の途中、ほんの少し動揺するだけで、言葉はつまり、涙が出てくる。呼吸が浅くなって動きが固まるような身体反応も起こる。

話すことや人と接することへのコンプレックスの焦げ付き方が半端じゃないので、とても苦労する。「あのときこう言えばよかった」「何であんなこと言っちゃったんだろう」「これが言いたかったのに言えなかった」「どうして、もっといい感じで言えなかったんだろう」と反芻して落ち込むことも日常化する。意外と周りの人は気にしていないものらしいが、深く一喜一憂してしまう。複数人で楽しく会話して別れたあとでも、虚脱状態に陥ってしまうことが多い。

表面的には話せていても、人とのつながりをつくることや友達・恋人になること、仲間との信頼関係を結ぶことができないという苦労もある。コミュニケーションの経験値不足や、対人面の苦手意識から来る心理的負担が、人との関係性の構築を遠ざけようとする。長年蓄積されてきた自己否定や自信のなさも関わっているだろう。幼い頃から、自然と人と仲良くなる、打ち解ける、意気投合する、といった経験はまずもてない。人との距離の縮め方は、経験の中で、感覚的に覚えていかざるを得ない部分もある。

私の場合、話せるようになっても自分を出すことへのブレーキがかかってしまう状態だったときは、相手も心を開いてくれなかった。ゆえに、関係性を築きたい気持ちがあっても、うまくいかなかった。孤独や寂しさを埋めたい気持ちだけでなく、場面緘黙が治りかけて初めて「人と関わりたい」という人間としての健全な欲求を自覚した頃だ。

集団やサークル（輪＝話）への恐怖感や苦手さも根強く残っている。過去の教室での記憶がよみがえるような感じがして、集団を目にするだけで動揺してしまう。集団やコミュニティに入ることがこわいし、なるべく避けようとする。いまだにこのような傾向は強い。


場面緘黙の人は、潜在的にはコミュニケーションの能力をもっている。例えば家庭内や、身内となど話せる場所でのコミュニケーションで培ってきたものもたくさんあるはずだ。安心できる場所でのやり取りは、心の通ったものであることも多いのではないだろうか。心を通わせる術はすでに知っていて、だけどなかなか発揮できない。知っているだけにもどかしいという気持ちもどこかにあると思う。いつか必ず心を開くコツのようなものをつかむ時が来る。たとえ時間はかかっても、半歩ずつでも、コミュニケーションの苦手さは残ったとしても、年齢に関わらず経験値は取り戻せるのではないだろうか。

現在はそう思えるが、苦しい渦中ではそうは思えなかった。暗いトンネルはいつまでも続いて出られない気がしていた。何がどうなるかは全く分からなかったけれど、とにかく仕事を続けたことは、私を変えてくれた。私は7年間接客の仕事をした経験によって、ある程度、人への恐怖と、話すことの苦手さが薄らいだ。話せるようになってから、人に心を開くことができるようになるまでには、10年ほどかかったと感じている。

他者との関わりの中で自己形成していくことがむずかしい点も、後遺症や二次症状として重要だと考える。

高校時代、なぜか私は私自身のことを誰よりも客観視できていると信じていた。他者や周囲の観察からは、話せないなりに情報が蓄積されていき、クラス全体を俯瞰して見ることもできる。話せないぶん、頭の中で自己分析的な思考を終始巡らせていたし、その時間と量は計り知れない。だが、自分はクラスの中で誰とも関わりのない客観的存在であっただけで、自分自身のことは全く分かっていなかった。「私はこういう人間だ」と思ってきた自己像はひどく的はずれだった。そのことに、他者と関わるようになって、社会に出るようになって、初めて気付かされた。

人との関わりや摩擦の中で、自分の感じ方、考え方、適性や能力が見えてくる。隠されていた感情と出会う。想定外の役割を担うことで、自分の知らなかった得手不得手に気付く。様々な状況を経験することで、未知の自分の反応を知る。「私ってこういう人間なんだ」ということが、やっと外から分かった気がした。他人の力によって引き出されたり、化学反応が起きて変化したり、自分という存在は思ったよりも確固としたものではなさそうだ。未知の自分に出会うには、他者の存在が必要なのだと気付かされる。自分の中の自己像が、自分の知らない自分=他者を通した自分のかけらを集めて形づくるものだとしたら、そのかけらを集めることができていなかった。場面緘黙の殻に閉じこもり、「自分」に変化のない年月が長過ぎて、自分という存在そのものさえ固まってしまっていた。人との関わりを絶やさないで生きてきた人は意識もしないかもしれないが、重要な気付きだった。

6　自己否定と依存

自己否定を繰り返してしまうとき、他者へのはたらきかけといった具体的行動によって現状を打破できない状況があった。自分を悪者にして責めていれば、変わる努力や、他者にはたらきかける行動をしなくても済むからかもしれない。だが実際は、場面緘黙で他者にはたらきかけることができないから、自分を責めることしかできなくなっている。きっと両方あるのだろうが、自分ひとりの意志と努力では場面緘黙そのものはどうにもできない部分が大きいと思う。

自分の内に閉じこもることで、抱いている恐怖感の実態を確かめられなくなる。社会や他者から遠ざかることで、現実への恐怖は曖昧なままに膨らみ続ける。どんどん、他者や現実が怖くなっていく。悩みに対する動けなさと自己否定が、らせん状に強化されていく感じだった。場面緘黙を知らなかった私は、自分の（性格の）せいだと思っていたし、自分を責めるか変えようとする（でも変えられない）ほかに、何をどうすることもできなかった。

自己否定的な感情は、話せるようになっても残っている。少しずつ薄れながらも入園から成人まで続いてきた。恐ろしいのは、絶対的自己否定感とでもいうような強固なものになり果てて、自殺願望や希死念慮につながることだ。幼稚園の頃から、私は20歳までには死んでいるのではないかと考えていた。冷静に考えてみても、話せず、あまりにも何もできない自分が、どうやって生きていけるのか疑問だった。園に行けば話せなくて「この場からいなくなりたい」という気持ちも毎日抱く。

幼い頃から、死にたいとか、消えたいとかが当たり前の気持ちになる。園や学校では、感情そのものを殺すようになる。自尊心も将来への展望ももてない。苦しみに視野が支配され、死ぬこと以外に逃れられる方法が分からないときさえあった。閉じ込められて、圧迫されているような苦しみ。そこから逃れられるなら、死を厭《いと》わないとよく考えていた。死ぬことでしか、私は私と決別できない。私である限り、場面緘黙であり続ける。それに、どうせ死んだように生きているだけだから、死んでもあまり変わらない気がする。

死ぬことは、生きることの苦しさ、場面緘黙の苦しさから逃げることの究極だった。「話せない私には価値がないからこの世からいなくなった方が良いという気持ち」と、症状が辛いから「この場からいなくなりたい」という気持ちがあった。「本当に耐えられなくなったら死ねばいい」というような、「死にたいと思うことで生き延びる」側面もあったのかもしれない。その度に、「本当に死ぬ気もないくせに」と自分を罵る。

今思えば、完全に孤独だったからこそ死に囚われ、絶望的な考えになっていたのだと思う。しかし話せないこともあって、人に相談する・頼るという発想もなかった。デフォルトが完全に「自分の力で何とかしなければならない」になっている。悩む度、誰にも言えない、誰にも理解されない、世界で私だけの悩みだという気持ちばかりが膨らんでしまう。だから、なおさら言えないし、言おうと思わない。悩みを人と共有した経験がないので、その必要もよく分からない。

話せないことでいじめられたり、からかわれたりもする。ひどい対応を受けたことの傷跡はトラウマになる。そういった記憶が、フラッシュバックすることもある。沈み込んでしまったとき、辛いとき、私はとにかくノートに思いの丈を書き出して、外に吐き出し続けていた。想いを言葉にすると、少しは心が落ち着いていく。もしも場面緘黙を知っていたなら、死にたいと思うほどの苦しさを自分自身で認めてあげることができたのだろうか。

自己否定が深すぎて、それを自己肯定に変えていくのはハードルが高過ぎる。私は話せるようになって、5年以上働くうちに、徐々に生きづらさから脱し始めた。20歳頃から約10年かけて、安定した精神状態にたどり着いた。27歳までは、自己否定やネガティブ思考に囚われていたし、自分を呪い憎み続け不安定を生きていた。

仕事をする中で、人生で初めて存在を認められ、必要とされている感覚や役に立てている感覚が芽生え始めた。役割があることで、居ること、属することができた。そこで初めて自分で自分を認められた。人に頼ったり頼られたりする中で、本当に少しずつだが自己否定が軽減された。正面切って自分で自分を大切にするということはもうできなくなっていたけれど、他者から尊重され大切にされる経験を通して、「少しは自分を尊重しても良いのかな」と思えるようになれた。ある程度話せるようになる・自分を認められるようになる、その段階に近付いたら、やっとそこがスタート地点だった。自ら物事に挑戦できて、失敗も成功もして（話せないときは自ら挑戦することができなかったから失敗さえ嬉しかった）経験を増やすうちに、自分を大切にする感覚や、自尊心が育っていった気がする。私の場合、社会不適応だという自責が大きかったので、社会に出ることが何よりも重要だったのだと思う。

緘黙の二次症状や後遺症を克服しようとするとき、積み重ねてきた自己否定やトラウマと直面することは苦しいが避けられない。とくに成人当事者には、自分を大切にすること、トラウマを吐き出して癒すことなど、傷ついた自分への充分なケアが必要不可欠だ。それを自分ひとりで行なうことはむずかしい。支援者や専門家、経験者、当事者などが関わって支えていける仕組みが、この先必要だと思う。

自己否定から死にたくなるのと同時に、学校で過ごすことが慢性的なストレスとなり、過食や過眠なども常態化していた。長時間の苦痛をやり過ごすための代償は大きい。対人恐怖、視線恐怖、被害妄想、皮膚むしり症、過敏性腸症候群など、子どもの頃から成人まで続いている症状も多い。また、場面緘黙が学校を不可避で長期的なストレス状況をもたらす場所にしてしまい、そのストレスからの回復・発散のために、様々な軽依存が起きていた。好きなことへの現実逃避的な没頭も、自分を何とか歩かせる燃料となっていた。

場面緘黙の症状が重いときは、視線恐怖や対人恐怖、被害妄想が強くなっていたし、過敏性腸症候群や皮膚むしりの症状も激しかった。どれも小学生の頃には定着し頻繁に起きていた。大学時代は、鬱、ほぼひきこもり、過呼吸・動悸、パートナーへの依存、処方薬の影響による躁状態などが起きた。私の中の場面緘黙改善の歴史は、これらの症状が改善していく歴史とも言える。私は様々なストレスを感じやすい人間であり、もちろんすべてのストレスが場面緘黙由来ではない。だが、場面緘黙症状の程度とこれらの症状は大抵連動していた。完全に克服したと思えるものはほとんどない。

子どもの頃は、主に現実逃避を生きていた。無気力・無意欲で、ひたすら眠り続ける。あまりにも非活動的な子どもだった。寂しさや、やり切れなさから身体的な刺激を欲しているのか、すぐに暴飲暴食してしまい、過敏性腸症候群を誘発することも多い。私はこの症状を「吐き下し」と呼んでいた。吐き気と腹痛、嘔吐とおなかを下すことが繰り返される。二度となりたくないと思うくらいに苦痛なのだが、どうしても過食を繰り返してしまう。過食していなくても、情緒不安定になる度に起こる。そして授業中でも家でも、「今ここにいること」が苦痛なとき、漠然とした不安に包まれるとき、指の皮膚をむしり続ける。血が出ても、何時間も続けてしまう。自暴自棄の自虐的な行為だと分かっているのだが、没頭してしまいやめられない。

パートナーへの依存は、関係が密になりやすく失ったときの痛手が大きい。共依存に陥ればお互い身も心もボロボロになってしまう可能性もある。そう考えると、ひとりになったときに頼れる人が必要だ。だが、人との関係性を構築できず、パートナー以外の人（例えば、友達）を見つけて、ほかに頼り先を確保しておくこともむずかしい。妄想に対する依存は心配なく脳内の世界で羽ばたけるが、返ってくるものは何もない。恋愛的な関係性への憧れに、すべてを求めてしまう衝動が強い。

また、場面緘黙で苦手な部分を普段から助けてもらうのは、母親が多いと思う。ときには先取りしてやってくれることもある。場面緘黙だと、どうしても母子が依存関係になりやすい傾向があると思う。

このような日々が続くと、自分の意志で行動を決定している感覚を失う。常に場面緘黙とそのストレス回復・発散のための依存的行動に支配されている。私の代わりに、ストレスが舵を切っている。自分の気持ちや感情もよく分からないし、生きることが、何も思うようにいかない。学校や仕事以外は眠り続ける。落ち込んだとき、不安なとき、ストレスを感じたとき、不快や健康を無視して食べ続ける。妄想に逃げる。

すぐに散財してしまい、後悔することも多い。私にとって、好きな物を使うことは、言葉ではない自己表現でもあった。好きな物は私に寄り添ってくれる。だが、その愛着はたまに虚しくなる。私は人とは関われないから、と。そんなときは、自分を物でなぐさめているようで惨めになる。物を買ってもらうことは、不器用で歪な親への甘え方でもあった。そして人への依存は強力な自己嫌悪をもたらす。私は本当に、これらのことをしたいのだろうか。そう思いながらも続けてしまう。

人との関わりを徹底的に避けてしまう回避性人格障害や、双極性障害、社会不安障害、愛着障害などに親和性を感じることもあった。自分自身に、発達障害の特性に近いものを感じることもある。実際に場面緘黙は、不安障害や発達障害などとの併存も多く、関わりも深い。二次症状として、様々な症状、人格障害、精神疾患などにつながってしまうこともある。不登園・不登校、ひきこもり、いじめなどによるＰＴＳＤ、社会との断絶、就労困難、絶対的孤立（居場所のなさ）などにつながってしまいやすい点も懸念される。

子どもの頃からの情緒不安定が、心身の不調として常態化してしまうこともある。27歳の頃、幼い頃からずっと続いていた頭の中の霧が晴れ、すうっと身体が軽くなっていった。そのとき「私は今まで軽い鬱状態の中にいたのではないか？」と感じた。それまでは身体が本当に重くて、どうしても意欲が湧かなかった。頭がモヤモヤとし、日常的に落ち込み涙が出ていたが、気付くとそれが減っていた。今でも不思議な感覚だが、以前の私には理解できない程に、私の心身は変わった。

最近は場面緘黙傾向が薄まったことによって、別の性質が際立って感じられる。場面緘黙に悩まされていた頃は、全く気が付かなかったことも多い。場面緘黙によって人との関わりが極端に抑制されていたため、言動や思考の癖に自分でも気が付かなかったのだと思う。

場面緘黙の日々の苦しみは大きくて、どうしても悩みの前面に出てくる。だからこそ、すべての問題を場面緘黙に帰結させてしまいがちだ。場面緘黙へのこだわりの影に、自分の問題の根元を見誤ってしまっていた部分もある。自身の困難が確実に場面緘黙の二次症状や後遺症であるという断定は、実際はむずかしい。場面緘黙と性格は切り離せないものでもある。

また、私の「話せなさ」の中にも、いくつかの要素があると気が付いた。すぐに言葉が出ない、何を話したら良いのか分からなくなる、こちらから声をかけづらい、だけでなく、文脈を汲み取って適切に返すことの苦手さがある。当事者研究のように、属性などにとらわれず、苦労や困りごとに焦点を当て、具体的に対処するための方法や方向性を話し合うこともある。

過去、私は全く自分を生きていなかった。不安や恐怖から「にげる」ことが、生きる目的と化していた。自分を削いで、命をつなぐだけのマイナスの人生。何のために生きているのか、分からなくなる。このままでは、私はストレスを回復するためだけに生き続けることになる。マイナスがプラスになる日は来ない。

話せるようになった後、下降し続ける自尊心と将来への展望をまずゼロ地点に戻そうとするとき、積み重ねてきた自己否定やトラウマのみならず、二次症状や依存が足を引っ張る。人生のスタート地点を獲得することの過酷さが、重た過ぎる。私の体験には場面緘黙の二次症状や後遺症とは言い難い症状もあるし、私自身の拗《こじ》れにも多面性がある。だが、場面緘黙との長過ぎる付き合いは、人生にしっかりと織り込まれている。

いつも生活のベースにあるのは、自殺願望や希死念慮、承認欲求の肥大（存在感がないような扱いから自己顕示欲の満たされなさが積もる）、歪な自己表現欲求（話せないぶん、話せる人・場所で極端に自分を出そうとする・可能な方法で過度に自己表現することを求める）であった。そしてそれらは、孤独感、自尊心や自信のなさ（自己否定感・自己嫌悪の強さ）、自己の確立できなさ（他者の中で起こること）、自己表現のできなさ、自分の意志で行動を決定できる「すすむ」感覚の希薄さ（＝主体性のもてなさ）といったものに強く裏打ちされていた。

生き辛さを、小さな依存で埋めてきた。たくさん寝たり、やけ食いしたり、お金を使ったりして、ストレス発散と自虐のあいだで生きてきた。現実がこわくて妄想に逃げていた。たぶん、そういうもので代替えして、本当は満たされない心に負債をつくってきた。それで何とか、生き延びてきた。だけど、そんな自分を常に否定していた。依存という手離せないものを否定する、ないと生きていけないと感じているものを否定するのは、とても生きづらい。本当は、眼前の欲望にだけ従っているような刹那的な毎日から降りたい。だけど、何かがないと生きていけないと感じている時点で、真に自分を満たすだろうものをつかみ取る力もまだないのだ。一体どうすればいいのだろう。私の生きる感覚はずっと「耐える」「にげる」だった。どうしたら、「自由に」「すすむ」人生が始まる？　そんなものは今までに知らない。そう思って途方に暮れていた日々はとても長い。

＊＊当事者研究

北海道浦河町の「べてるの家」で生まれた自助（自分を助け、励まし、活かす）的なプログラム。統合失調症などをもちながら、地域で暮らす当事者の生活経験から生まれた。当事者は「苦労の主人公」となり、仲間と共に自身の苦労を語り合い、共有しながら、常識にとらわれない自分らしい視点・方法で苦労や困りごとの研究をする。現在、当事者研究は海外も含め多領域に広がっている。

7　好きなことと現実逃避

吐き出すためにひたすら書く、泣く、家でだらだらと過ごす、好きなことをすることは私にエネルギーを補給してくれた。自堕落な生活をすることと、現実逃避的に趣味に没頭することは、私を歩かせる燃料となってくれる。親は、そんな私を叱らず、見守っていてくれた。

私は深く好きな世界に入り込んだ。小説や音楽や映画やファッションの世界、テレビ、ラジオ、漫画、雑誌、美術、絵を描くことなど好きなものはたくさんあった。今でも、まるで思春期のように、頭の中が好きなことでいっぱいになってしまうことがある。学生時代は、昼間の苦痛と忍耐に奪われたエネルギーを取り返すかのように、夜中まで好きなことに没頭することもあった。そんなときは、我ながら普段の無気力さが信じられなくなるほどの熱を帯びる。

とくに本が好きだった私は、物語の世界に入り込むことで、生き延びていた。それは苦しい学校生活からの現実逃避だった。夢中になっているとき、私は現実よりも幻想の中に住んでいた。私ひとりだけが見えない壁を隔てているような現実世界と自分を切り離したかったのかもしれない。
読書やその他の趣味は、会話や対話といったコミュニケーションが取れなくても、多大な影響を与えてくれる。思春期的な夢中もあったし、私の中の孤独が、好きなことに深い共感や救いを求めていた部分もあっただろう。大学時代はまだ場面緘黙傾向があったが、好きなミュージシャンのライブに行ったり、美術館へ行ったりすることはできた。大学や専門学校も、アルバイトや仕事も、好きなことと関わっていたから一歩踏み出せたし、続けられたと思う。

自分の好きなものや好きなことを道しるべにすると、何かしら共通性のある人たちと出会える。私は、趣味や、雰囲気や、感性や、背景などが、どこか自分に似た人たちと出会うことができた。その中には、穏やかな波長をもつ人も多い。自分に合う人や場の雰囲気、過ごしやすい環境にも恵まれた。好きなことは、居場所へと導いてくれるのかもしれない。何より、好きなことに触れることは、楽しくてワクワクするような生きる活力をくれる。心が死んでいるときも、私を生かしてくれる。

孤独と悲観の極みだったとき、もうどうしようもないから、とことん楽しい絵を描こうと考えた。自分の好きなものだけに囲まれて、好きなことだけをして、ハッピーに暮らしているもうひとりの私をイメージした。せめて絵の中だけは幸せでいたいという願望を、祈るような気持ちで描いた。きっと私は、生き延びるために、書いたり、描いたりしていた。

ままならない現実から逃避し続けている自分をいつも責めていたが、今思えば案外その逃避や没頭が私の人格形成の重要な部分を成してきた。安心できる場所でのびのびと好きなことができた時間は、私に必要な大切な糧だった。好きな歌のおかげで前向きさのかけらを失くさずに居られたし、たくさんの言葉に救われてきた。夢中になったことは私の血肉になっている。好きなことに没頭しているとき、私の頭の中からは普段の悩みが消えていて、きっと場面緘黙のことも忘れていた。そんな風に、苦しいことさえ忘れて集中する時間は、とても尊いのかもしれない。ただでさえ普段から疲弊し、気に病んで、悩み続けてしまうからこそ、安心できる場所でのんびりと楽しむこと、自分を癒すことが必要だ。

好きなことは何があってもなくならないし、どんなときでも寄り添ってくれる。内なる力を蓄えさせてくれる。私は現実逃避して、どこまでも逃げ続けていたし、それが可能な恵まれた環境に負い目を感じていた。だが、現実逃避的な没頭は擦り減った心を何とか回復させようとする自然な心の働きでもあった。

場面緘黙の発症がこわくて人との接触を完全に回避しようとしたときも、好きなことに救われていた。大学生の頃、対人恐怖が強くなるにつれて人との接触を回避する傾向が定着してしまい、ほぼひきこもりの状態になった。私は不安の中、毎日音楽を聴いていた。できれば、誰かに助けを求めるよりも、自分だけで何とかしたい。長年、自分ひとりの力で何とか乗り切っていかなければならないと気を張って生きてきた。場面緘黙ゆえ、そんな自己解決志向が染み付いている。それを変えるのは容易ではないし、話せない上に精神不安定で、人に頼ることはとてもできなかった。その頃は、音楽に癒され、生かされていた。

そして、好きな音楽を通して文通する友達ができ、心に明かりが灯された。

話せない症状が築き上げた自己解決志向によって、場面緘黙の改善は遠のいていく。改善のきっかけをつかみにくくなる。場面緘黙の人がこのような自己解決志向をほぐし改善のきっかけと出会うためにも、まずは場面緘黙の社会的認知を広めることが必要だ。場面緘黙であっても相談しやすく、適切に対応してくれる人や場所が、少しでも増えてほしい。

話せるようになった後も、当事者の苦しみは終わらない。もがきながらいくつもの階段を登り直さなければならない。どうしようもないと感じることや、気が遠くなってしまうことも、何度もある。入園から15年ほどかけて下ってしまった階段を登り直すのには、同じだけの年数がかかるかもしれない。私は、そう覚悟すると同時に、長い目で見てやっていこうと肩の力を抜いた。長い目で見ながらも、今日、そしてまた明日と、1日1日を積み重ねていく。何かを完全に克服したわけではないし、あきらめや開き直りを繰り返している。だが今は、何とか登り直せたのではないだろうかと感じる。

8　未知への恐怖と脱皮

7年ほど前、鳥取砂丘でパラグライダーに挑戦したことがある。4、5人のグループで飛び立つポイントまで登っていったのだが、私ひとりだけ、なかなか飛び立てないでいた。インストラクターさんたちは困り顔だったけれど、たくさん説得してくれて、恐る恐る何とか飛び立つことができた。すると、あれだけこわかったのが嘘のように何度も飛びたくなった。

体調不良の折、怯えながら予防接種を受けたところ、体中に蕁麻疹《じんましん》が出たこともある。初めての蕁麻疹で恐怖に襲われていると、今度は顔全体が痺れてきた。このまま目が見えなくなり、耳が聴こえなくなってしまうような気がして、こわくて眠れない。動悸が激しい。未知への恐怖が強過ぎる自分に、いつも振り回されている。

妊娠の際、仕事は時短にして、足湯に散歩にアロママッサージ、お灸、マタニティヨガ、健康的な食事。助産院に通い、毎日、安心とリラックスを何より心がけて生活していた。妊娠中は、常に自分を幸せな気分で満たした。不安や恐怖はほとんど感じていなかった。だけど、ないものとしていただけであって、不安や恐怖はしっかりと存在していた。出産時の過呼吸以外にも、私の身体には出産直前から想定外のことばかりが起き始めたのだ。血圧が急に上がって、下がらない。結局、予定していた助産院での出産は叶わず、予定日前に入院となった。突如、身の危険やら、新たな不安やらを続けざまに味わい、目まぐるしい。不安が強いから思い描いた通りにしたかったのだろうが、産院も出産方法も、産後の身の上も、悔しいほどにほぼ想定外の運びとなった。

躍起になって安心を求めること自体、私の中の不安や緊張を大前提としていたのだと後で腑に落ちた。抑え込んでいた出産への不安と恐怖は、追い払えてもなくならない。あれだけ安心をイメージして過ごしてきたのに。分娩台の上、タオルで口を抑えながら心底実感した。ああ、私は「普通」には生きられない、自分の思い通りには生きられないのだと。私の求める「普通」「思い通り」とは、何の不安も心配も問題もないことだった。せめて出産や子育ては「普通」にさせてくれ、きっと「普通」にできると、どこか思い上がっていた。7年間働いて話せるようになった今の自分ならば、思い描いた理想の出産が、実現可能になるような気がした。今までの、思い通りにならなかった人生を取り返したい気持ちもあっただろう。

この出産体験によって、私は逃れられない宿命を感じるとともに、完全に多数派側ではない道を歩く覚悟が決まった。ああ、私はやっぱり、もともとこちら側ではないのだなと、あらためて深く受け入れていた。それはどこか肩の荷が降りる決意でもあり、「まあ、私なりに、何とか、ゆっくりやっていこうや」という気持ちにもなった。私都合の「普通」へのこだわりも、空疎に感じられた。そして、自分の思い通りにいかないこと、想定外の出来事＝未知に直面することが、私を変化・成長させてきたことも実感した。

想定外のことが起きる度、胸がつぶれそうな思いをしながらも、「他人」や「自分にはあり得ない選択」というノイズを受け入れざるを得なかったために、私は変化してきた。それは、他者に一歩踏み込まざるを得ない状況に立たされることでもあり、血を流しながら「私」を譲歩していくことでもあった。必ずや「不安・恐怖＝他者と深く関わること」を回避しようとする私の想定は絶対だ。だが、それを裏切られる／裏切らざるを得ない決断を下したとき、「私」は崩されながら変化し、成長してきた。例えばパートナーと暮らすことも、場面緘黙の活動をすることも、その連続だった。

私は場面緘黙やその他の特性があるからといって、何かをあきらめることが嫌だった。人生で最良の選択だと確信しているのに、場面緘黙だから無理、と道を変更することは受け入れられない。しかし、無理をして飛び込んでは苦しみ、人に迷惑をかけ、散々な精神状態に陥ることも多々あった。「ちょっと考えればこうなるって分かるのに」と自分を呪い責めながらも、選んでしまった後では、未知への緊張や不安や恐怖と向かい合わざるを得ない。

そして、子育てこそ、全く思い通りにいかないものだし、思い通りにすべきことでもない。子は、私を刻一刻と変化させてくれる。不安を抱えながら、自分とは異質な他者と関わること。私にとってそれは命がけだ。


不安、緊張、恐怖が身体の中心に頑強に鎮座している。どんなときでも、崩れることはないほどに。それは、自分の外側とつながりにくい弱さであり、つながれない・つながらないことで自分を守ることにおいての強さでもある。もしかしたら、どうがんばっても不安や緊張や恐怖を保てないことで悩んでいる人だって、どこかにいるのかもしれない。

私の不安は揺らがない。目を逸らしても、なくならない。ならば、認め、抱えていくしかないのだろう。人との関わりは必要だけれど、その程度は人それぞれだ。日常的な人付き合いや、集団社会の中で過ごすことに、とても疲弊する。私はたぶん、人との関わりをそれほど必要としない人間なのだ。人との関わりが皆無では生きていけないと思うけれど、やっぱり無理して合わせている面があって、人一倍どころか何倍も消耗している。だから、接客業に「話せる」希望を見出しても、長くは続かない。周りへの過剰適応は私を苦しめるけれど、社会性や社会経験を身に付けさせてくれることもある。社会の中で、人と人との何気ないやり取り、自尊心や承認、生活の糧などを得て成長するためには、深い疲弊と消耗が引き換えであったりもする。

人との関わり方や距離感、つながりの保ち方は人それぞれだと割り切って、自分なりの着地点と納得を得たい。日常的に関わらなくても、人とつながることはできる。真正面から向き合わなくても、人と関わることはできる。疲れたら、休む。元気が出たら、人に会う。私は人が好きだし、人に恵まれてきた感謝は大きい。現実には思うようにコントロールできない状況ばかりだし、生活するためには日々の人間関係は避けられない。普段の人との関わりは狭く、深くありたい。私は私のスタイルとリズムを築こうとする中で、切り崩されながら、そしてまた持ち直しながら、無様を繰り返し、脱皮していく。

第5章

場面緘黙と生きる

1　場面緘黙が治るとは？

場面緘黙が治るとはどういうことだろう。人によって、「治る」の定義はちがう。克服、寛解、治癒、改善など、選ぶ言葉も様々だ。私の中では、話せるようになっても場面緘黙は終わっていない。そして、これからも続いていく。

「大人になれば自然と治るから大丈夫」というのはまちがっている。場面緘黙は自然と治るのを待つのではなく、早期の対応と支援・治療が必要だ。「大人になれば自然と治る」という言説は、場面緘黙児への支援が置き去りになるばかりか、成人でも重い症状に苦しむ人が居ること、話せるようになっても二次症状や後遺症として引きずる苦しさがあることまで、覆い隠してしまう。

子どもの頃からの場面緘黙が成人まで続く場合もあるし、成人してから場面緘黙を発症する人もいるかもしれない。話せないままに、ひきこもってしまう人もいるし、話せるようになっても、社会に出て行けない人もいる。社会に出ていても、生きることが苦しい人もたくさんいる。苦しみながらも、気が付いたら少しずつ話せるようになっていたとしても、後遺症に悩まされる。全く「大丈夫」じゃない現状が多いからこそ、支援や治療、自助や研究が切望される。

克服という言葉に違和感がある。そもそも自己診断だが、私は話せるようになっている。場面緘黙の定義に照らし合わせれば克服なのだろう。だけど、どうしても克服したと思えないのは、場面緘黙体質や場面緘黙気質と言えるようなものを今も感じているからだ。日常生活で不安や緊張、不自由を感じる場面も多々ある。今私は、二次症状や後遺症を克服していく段階にあるのだと思う。

とくに大人には、折り合いとあきらめが大事なのかもしれない。話せるようになっても、うまくいかないとき、傷ついたとき、無理に自分を納得させようとしたり、正当化したり、歪んだ折り合いやあきらめの連続でもあった。でも可能ならば、私はできるだけ良い意味でのあきらめをもっていたいし、納得なく折り合うことはしたくない。前向きなあきらめとして、私は場面緘黙と共存していきたいし、場面緘黙について考えていきたい。場面緘黙と共存しながらも、自分が幸せに暮らすために必要なことを満たし得るならば、折り合いをつけることができる。

場面緘黙の苦しみはあまりにも大きすぎて、その記憶を一生忘れることはない。そして、場面緘黙は私の大切な一部でもある。過去の痛みとして、愛憎として、そして、ライフワークとして場面緘黙を見ている。今私は活動を通して、場面緘黙によって充実した生活を送ることができている。でも、場面緘黙でよかったか?と聞かれたら、迷いなくよかったとは言えない。場面緘黙でない人たちの人生にも、苦しいことはあるだろう。それは比べられないが、場面緘黙ほど理不尽で苦しいことがあるだろうか?という気持ちは、どうしても消せない。

物心ついた4歳頃にはすでに、場面緘黙傾向が強い人間だった。場面緘黙は性格の問題ではない。だが、対人面での不安や緊張が強いのは、生まれもった気質や体質のようなものだとも思う。もともと対人面の苦手を感じていなくて場面緘黙が発症したら、「元の私に戻りたい」と思うのかもしれない。だが、私は「身内以外の他人が怖い、対人が苦手」な自分しか知らない。だから、克服、回復という感覚をもちにくい。それでも、不安や恐怖はだいぶ薄れたし、ほとんどの人と話せるようにはなった。昔の自分からは信じられないほどに、私は変わったと思う。

23歳から約7年間接客の仕事をしたことは、私の対人面の苦手を大きく軽減してくれた。仕事では、人とあいさつをしたり、おしゃべりをしたりすることが、ある程度平気になった。それは喜ばしい驚きであると同時に、自分の感受性を麻痺させていくような虚しさももたらした。自分を機械化して、人との摩擦に慣れて、あまり感情を感じないようにする。過度に傷つきやすい感受性を少し鈍麻させることで、やっと形式的に礼を尽くすことができる。あるいは、その形式があるから、気持ちを表現できる。

人から見たら固く見えるのだろうが、仕事中、自分としては対人に少しの雑さや余裕が感じられることもあった。そしてたぶん、これが普通の人、つまり場面緘黙ではない人の通常の感覚に近いのかもしれないと思った。対人面におけるこのような感覚は、仕事をする中で度々体験した。だが、仕事以外の対人面で、この少し余裕のもてる感覚や心の状態のまま過ごし続けられるかといったら、無理だと思う。仕事のあとはかなり消耗してしまう。もちろん、身内といるときはもっとリラックスしている。対人において、少し余裕のもてる感覚と、身内でいるときのリラックスした感覚の間ほどのテンションで過ごし続けられたならば、さらに、それが心の消耗をもたらさなければ、治ったと言えるのだろうか。

私の場合、場面緘黙傾向とは、日々付き合っていく気質や体質のようなものだ。それは、話せるようになっても残り続ける。接客の仕事は対人恐怖を軽減することに必要ではあったけれど、仕事以外のときは途端に対人の耐性がなくなってしまう。いまだに、ほんの些細なことにも恐れ、勝手に傷ついている。もっともっと接客をして対人筋肉をつける道もあるのだろうが、キリがなくて消耗しきってしまう気がする。私はこういう性質の人間なのだから、無理して変えなくてもいいのではないかと、今は思う。歳を重ねたせいか「私は私でいい」と、自分を認められる部分が出てきた。「うまく話せなくても、私なりにやっていければそれでいい」と思えるし、周りと比べることも減ってきた。拙いけれど、私は私の大切にしたい人たちと対話し、関係性を築けるようになれた。

自分を客観的に観察することで楽になれた部分もあるし、客観的に観察することしかできず歯がゆいこともある。日常生活において、場面緘黙で困ることの大半はなくなったけれど、人と関わることが怖い気持ちはなくならない。決して根性論やスパルタで治そうとして働いていたのではなくて、結果的に私にとって安心できる場所で、ハードルの高すぎない、そして低すぎない小さな挑戦をし続けられたことが幸いだった。

そのときどきの心の状態によって、場面緘黙的になってしまうことは止められない。環境によって、影響を受ける。生きていく上で、生活も変化する。いつ、また場面緘黙傾向が強まるか分からないという不安もある。身内以外と話すのに身構える日々は続く。私はこの先もずっと、場面緘黙と克服の間を行ったり来たりするのだと思う。

もしもいつか、場面緘黙のことを全く忘れて生きている瞬間が訪れるなら、私はそのとき「場面緘黙が治った」と思えるだろう。あるいは、場面緘黙体質・気質が残っていても、毎日を自分らしく生き生きと過ごせていたならば、治ったと言えるのかもしれない。あまりにも長く強烈な緘黙の苦しみを忘れる日など来ると思えないが、いつか「そんなこともあったな」と振り返ることができるならば、最良だ。

2 かんもくの声

場面緘黙を知って約2年後の2014年2月、私は市民イベント「ボランタリーフォーラムTokyo 2014」で場面緘黙を知ってもらうための講座を企画させてもらった。臨床心理士の角田圭子さんによる「場面緘黙とは何か？」の講義に加え、場面緘黙経験者として自身の体験談を発表した。予想を超える反響で、全国から参加者が集まった。場面緘黙を知らない人に知ってもらいたいという一般の人向けの企画であったが、場面緘黙についての情報に普段からアンテナを張っている人たち（当事者・経験者・家族・支援者・保育士や教員など）も多数集まっていた。その反響に驚くとともに、場面緘黙の知識や情報が得られる場はあまりにも限られていることを実感した。とくに成人当事者に関する情報や支援は少ない。活動や発信の必要性、今現在苦しんでいる人がいるという緊急性も、肌で感じられた。場面緘黙経験者として「私も何かしたい」と思いながら悶々とする日々を過ごし、やっとたどり着いた活動の始まりだった。

その後、3か月ほど悩んで「かんもくの声」というfacebookページを開設した。小さなことでもいいから何か発信していきたかった。成人の場面緘黙当事者を対象とする非言語ワークショップを開催したい気持ちも募っていた。

場面緘黙という症状があり、その症状ゆえ埋もれている声を伝えていきたい。「かんもくの声」という活動名には「場面緘黙当事者の、声にならない声を伝える」という意味合いを込めた。拙いながらマイペースで、イベント開催やテキスト発信などを中心に活動している。

活動を開始するまでも、開始してからも、私は常に迷っていた。現在も「もうやめようかな」「やりたいけどやりたくないな」と思いながら進んでいる。無責任なようだが、「私以外の誰かがやってくれるならやめたい」という気持ちがいつもある。対人不安が強く、自信がない私にとって、不特定多数の人たちに発信する重圧は大きい。社会経験も少ないし、常識もない。

これといった能力もない。コミュ力もない。人を巻き込むこと、呼びかけることにも抵抗が強い。最初のイベント開催は全く初めてのことばかりだった。講師に会いにいくのも、連絡を取り合うのも、会場を予約するのも「うまく言えなかったらどうしよう」という不安と緊張の連続だ。プレッシャーと責任の重さを感じたし、私以外の当事者の反応がこわかった。緊張から、イベントの前後に体調を崩すのも毎度のことだ。

混乱し自爆することもあったが、パートナーの後押しと多くの人の助けによって何とか続けてきた。私はこわくて、活動を始めること自体ずっと躊躇していた。パートナーからは、毎日のように「やった方がいい」と言われる。その度に「他人事だと思って、簡単に言わないでよ」と返していた。私からしたら少々無責任なしつこい後押しだったけれど、これ以上人生で機を逃すような後悔をしたくないと思えた。それで、うじうじしながらも「かんもくの声」の立ち上げに踏み切ることができた。「かんもくの声」を立ち上げたといっても、facebook ページをつくっただけで、会でも団体でもなく個人の発信に過ぎない。だけど私にとっては、ひとりでも見てくれていれば嬉しく、そしてとても緊張する、責任の伴う行為だった。facebookは日常の中で気軽に発信できるツールだ。やめたくなったら、無理せずやめればいいのだと、何事にも重圧を感じ過ぎる自分に言い聞かせた。

活動において、私は当事者交流会をなかなか開催できないでいた。そして、そのことをずっと負い目に感じていた。交流会に参加したいという当事者の声は多く、開催の必要を感じていたからだ。「自分以外の当事者・経験者に会いたい」「一歩踏み出してみたい」という人の受け皿がほとんどない状態でもある。私も場面緘黙を知ったときには、当事者との交流を強く求めていたし、あたたかな雰囲気の中、継続的に参加させてもらってきた。

当事者同士一対一で話すことはできるが、複数人の交流会開催はとても重圧となった。ひとりひとり交流会に求めるものもちがってくる。会では、話したい人もいれば、話したくない人もいる。もちろん、話したくても話せない人もいる。参加者を傷つけてはいけない、完璧で適切な配慮をしなくてはいけない、少しでも嫌な思いをしないように、居心地よく過ごしてもらわなければいけない。とにかく考え過ぎてしまい、不安になる。

参加者に配慮し過ぎて失敗したこともある。先回りをして配慮をし過ぎることは、当事者ができることをできないとみなしてしまうことになる。自分の不安が先立って、結果的に当事者が自ら行動する機会を奪ってしまったのではないかと猛省した。本人の意志を確認することは何より大切なのに、やり取りが負担になるのではないか、質問したら気を遣わせてしまうのではないかと考えて、確認することができなかった。勝手に先回りして相手が傷つかないようにと、負担が少ないと思われる選択肢を選んでしまっていた。本当は私が、傷つきたくなかったのだ。確認のやり取りを負担に感じていたのだって、私だった。場を仕切って進行することもできないし、沈黙が自分のせいに思えてくる。無表情や反応が薄いのは本人の意思ではないと分かっていても、不安から、私の言動が良くないせいだと感じてしまう。

参加者も勇気が必要で、頑張って来てくれたのだろうなと思うほど、良い時間を過ごしてほしいというプレッシャーを自分にかけてしまっていた。また、交流会に参加した人が、落ち込んだり、失望してしまったりしたらどうしようと思うと、あまりネガティブな話をしない方が良いのではないかとも考える。だが、交流会には辛かった出来事やトラウマを共有したい参加者もいる。もちろん、「当事者同士だから」分かり合える部分もあれば、そうでない部分もある。当たり前だけれど、症状の程度や、症状の現れ方、物事の受け取り方、家庭環境や生活の背景などはひとりひとりちがう。

いろいろなことを考え過ぎてしまい、余計に交流会の開催が重荷になっていった。同時に、あまり言葉を交わさずとも同じ場を共有することで、あたたかさを覚える瞬間もある。話し合う交流ではなく、同じ時間をともに過ごすことそのものに意味があると思えた。言葉がすぐ出てこなくても安心していられるし、話せなくても大丈夫と思える。話すことを中心に据えず、レジャーやゲームなど「すること」がある方が気楽に話せる場合も多い

私自身、勝手に期待されているプレッシャーを高めていたし、場面緘黙傾向との闘いでもあったと思う。もともと、複数人での雑談は最もしんどい。不安定な人間である私が、交流会の開催をすること自体、危険なのではないかとも感じた。そんな頼りない活動だが、いつも参加してくれる人たちに助けられてきた。開催を感謝され、ヘルプやフォローをしてもらい、反応や応援、励ましの言葉までいただくこともある。そんなあたたかさに、私の方が支えられてきた。

私は話せるようになっている。それでも助けを得て「何とか」活動している。だが、話すことが困難であっても場面緘黙の活動をしている人もいる。当事者、経験者、保護者や家族、支援者、研究者、専門家、教員など様々な立場の人たちとの協働によって成り立つ活動もある。私自身、個人活動をベースとしながらも様々な立場の人たちと関わり協働することで、多くを学んできた。人と関わることはしんどいけれど、関わることで成長し、人との縁やつながりの中で活動が発展していった。人と接することに緊張し過ぎてしまう私だが、場面緘黙に関わる

人たちは皆もともと理解があり、自然と受け入れてくれる。パートナーも「かんもくの声」に主体的に関わり、共に動く機会もあった。

場面緘黙によって長年抑えられてきた部分、自己表現や自分らしさを出すことも、活動において重要視してきた。自分の気持ちや感じたことを伝えるのは最もハードルが高い。自分らしさどころか、自分について1ミリでも知られるのがこわかった。だからこそ、本当は私を見てほしい。「かんもくの声」は私の自己表現であり、自己治癒でもある。気が付いたら活動の中でスモールステップがなされていた。苦手に対して試行錯誤したり、自身の体験を語ったりしながら、変化し、成長し、自らを癒している。自己否定やトラウマのケア、社会的な承認欲求を満たすことと同時に、自ら抱えてきた苦しみや気付きを通して自己表現することが、私の人間らしさを回復してくれる。場面緘黙だけど、場面緘黙のことなら、いくらでも話せる。場面緘黙だからこそ、場面緘黙のことを話したい。愛憎混じりの情熱を契機として、当事者が成長していくこともある。場面緘黙に関わることで、私も何かしたい、役に立ちたいという気持ちをもった人が、その人らしく活動することで、その人の内面に変化や成長が起こる。

いまだに活動することや、自分の言葉を発信することはこわい。価値観を押し付けてはいないか、当事者活動を標榜することで、実態のない「場面緘黙当事者らしさ」に縛られてしまうのではないか、といったこわさもある。ちょっとしたことですぐ、「かんもくの声」をやめたくなる。同時に、本当はもっと弱さを晒したいとも思う。場面緘黙によって不安や恐怖、緊張に覆われてしまいがちだからこそ、安心や心地良さ、弱さ、穏やかさ、楽しさの方を向いていたい。それは、過去に悲観と逃避の限りを尽くした結果、どこにも向ける方向がなかったゆえの、前向きさでもある。

私にとっては、長い時間をかけてたどり着けた日常の平穏を守ること自体も闘いに近い。安定した日常生活を送ることを重視しながら、半歩ずつのマイペースで活動してきた。社会に発信することで、社会の一員としての責任が芽生え、今まで社会参加を強く拒んで来た自分を省みるようにもなった。緘黙の深刻さから目を背けず、場面緘黙のポジティビティとネガティビティ両方を見つめながら、私らしい活動をしていきたい。

3　場面緘黙の当事者活動

場面緘黙の人は、症状ゆえ声をあげられないことが多い。だから世の中に場面緘黙の人の声はとても少ないし、認知度が低い。特定の社会的場面で話したくても話せなくなってしまう、自分の内面を表せない症状なのだから、自然とそうなる。場面緘黙の人が当事者活動をするということは、そのこと自体が矛盾しているのだ。社会に向けて発信したり、人前に出たり、取材を受けたりすることも、人の何倍も緊張するし、うまくできないことが多い。イベントの開催や当事者交流会などはとても緊張するし、場面緘黙の症状と真っ向ぶつかることばかりだ。だから、とてもしんどいし、活動などしない方が安心していられるに決まっている。それでもなぜ活動するのかといえば、緘黙で声をあげられないからこそ、多くの人に知ってもらう必要があるからだ。周りの理解は当事者の安心につながる。社会に埋もれる場面緘黙の人の存在と、その人たちの苦しみが、緘黙ゆえ、なかったことにならないように、声にならない声を伝えたい。当事者が苦しいとき、自ら助けを求めることはむずかしいが、周りの人がひとりでも場面緘黙を知っていることで救われることもある。

社会運動的に、社会を変えよう、社会の差別や偏見と闘おうというのは少しちがう感覚でいる。対社会ではなくて、私はすでに否応なく社会の中にいる。私だって、場面緘黙にフォーカスすればマイノリティだけれど、他の部分ではマジョリティでもある。私の中にも、差別や偏見が眠っている。そのようなことを意識したとき、場面緘黙の理解だけを声高に叫ぶのは少しちがうような気がした。場面緘黙理解のための啓発も大切ではあるが、より多くの人が生きやすくなる他者理解や相互理解に対する態度みたいなものを学び、表現したいと、活動の中で思い至った。

啓発においては、個人の関心から場面緘黙を知ってもらい、理解者や協力者を少しずつ増やしていくこと、一方的でなく対話的な啓発であることを大切にしている。かつ、どうしたら場面緘黙について楽しく知ってもらうことができるのかを考えてきた。良い啓発とは、気軽に話のネタにしてもらいやすいことなのだと思う。もちろん、差別や揶揄などネガティブなかたちではなくて、共感や理解として、話題にしてもらいたい。毎年ＳＮＳで呼びかけている「肉まんバレンタイン」などには、そのような狙いがある。

一方、啓発することの罪深さを感じることもある。場面緘黙が周囲に認知されることで理解が得られることもあるだろう。だが、もしかしたら揶揄され、いじめに遭う当事者がいるかもしれない。今現在心地良く過ごせている居場所を失ってしまう当事者がいるかもしれない。そんな風に考えるとき、広く啓発していくことの良し悪しが思われる。

テレビの取材を受けたときも、悶々とした。放送を見た周りの人の対応が、良い方向に変わったと感謝されたこともある。自身の場面緘黙を知ることができてよかったという人もいる。だが、場面緘黙であることを知られたくない人や、知りたくなかった人もいるかもしれない。私はどこかの当事者の何かを奪ってしまっているのではないだろうかと不安になる。テレビという媒体では、伝えられることに限界もある。

もちろん、社会的認知の向上や理解が進むことで、救われる人は増える。同時に、「場面緘黙の人はこう」といった先入観や偏見も広がっていくだろう。場面緘黙と言っても、ひとりひとりの状態像は大きくちがうし、その振れ幅は大きい。場面緘黙の理解を深めるため、あるいは典型的な場面緘黙ではない人が孤独に陥らないためにも、場面緘黙の多様さを伝える必要がある。場面緘黙当事者の声の蓄積は少ない。場面緘黙について知り考えていくためにも、私はひとりでも多くの当事者・経験者の声を聴きたい。


活動の中では、自然とオープン・クローズが意識されてきた。極端に言えば、啓発では最大限開き、交流では最大限閉じる。場面緘黙の社会的認知度は低く、保育士や教員、心理士や医師であっても、詳しくない人が大半だ。そして、認知度の低さが自身の場面緘黙に気付きにくい要因となり、当事者を苦しめている。だからこそ、できるだけ急いで最大限開いた啓発をしていきたい。これまで、福祉関係誌への寄稿、テレビや新聞の取材協力、200〜300名規模の啓発イベントである「かんもくフォーラム」の開催に関わるなどしてきた。

一方、交流においては、なるべく少人数で当事者限定にして閉じることが安心感につながる。

当事者がいかに安心して過ごせるかが肝要だ。会の内容によっては家族や支援者が混ざることで、安心して楽しめることもある。会場や会場近辺の雰囲気、経路、会のプログラムやタイムスケジュール、話を聴いているだけでもOK、筆談OK、付き添いの方も参加OK、途中入退室OK、ドタキャンドタ参加OKなど、事前の詳細な情報伝達も安心につながる。様々な人に開くことと、当事者の安心を保証すること。そのふたつを考え続けている。また、自分の中の内向と外向のバランスもある。イベントや交流会などはひどく消耗してしまうけれど、個人でのテキスト発信など内向きの活動は、日常的に安心して取り組める。そのバランスにおいても試行錯誤している。

オンラインとオフラインも重要だ。オンラインでは、ウェブを媒介して間接的なコミュニケーションを取ることができる。場面緘黙当事者にとって、対面でなく文字でのコミュニケーションが可能な場合は多い。インターネットの普及は、場面緘黙に関わる活動の発展や当事者同士の交流にも、計り知れないほど寄与しているだろう。私が場面緘黙を知った頃に比べると団体や活動者も徐々に増え、当事者や保護者による情報発信も確実に増えている。世界でたったひとりだと孤独を抱えてきた当事者が、自分以外の当事者の体験談を読んで救われることもある。実際の交流会やイベントに行くことがむずかしい場合でも、ウェブ上で参加可能なスタイルもある。例えば、SNSの投稿やTwitter上のハッシュタグで参加するかたちを試みたことがある。

オフラインにおいては、イベントで一般の人向けの啓発を行なった。実際に当事者・経験者の姿や体験談に触れることが、参加者にとっての大きなインパクトになる。もちろんウェブで場面緘黙の情報を得ることもできる。だが、当事者の生の声や姿に直に触れることは、気持ちの深いところに届くものがある。不安や緊張から話したくても話せなくなってしまう。そんな場面緘黙という症状をもっているのに、公で話す。そのこと自体に多くの人が心を打たれる部分もあるだろう。「勇気が要ったでしょう？」という反応もあるし、多くの質問や感想をいただくこともある。イベントそのものが社会的発信となり、啓発となり、多くの人にインパクトを与える。

出会った人に場面緘黙の話をすると、「そのような人が身近にいた」「私もそうだったかもしれない」と言われることは多い。驚くほど深く関心をもってもらえることもある。場面緘黙は想像以上に身近で普遍的な現象として、多くの人の親近感と共感を集めることがある。身近な部分からの啓発、例えば誰しも感じたことのある緊張状態を起点として場面緘黙に関心をもってもらうことは、重要だと感じる。

身近に感じてもらう一方、当事者の抱える深刻な生きづらさを伝えていく必要もある。例えば、テレビの取材を受けるとき、話せるようになっている場面緘黙経験者の姿からは症状の深刻さが伝わりにくいのではないか、甘えなどと言われてしまうのではないかと懸念する。かと言って、当事者が取材を受けることは症状と直面する苦行になりかねない。啓発には、そんなジレンマも抱えてきた。最近は、現在進行形で発話に困難を抱える当事者が、メディアに露出するようになってきた。テレビに場面緘黙の症状そのものが映し出されるという画期的な進歩は、当事者の確固たる意志や、症状との苦しいせめぎ合いと引き換えであることを忘れないでいたい。

活動を始めた頃は、当事者のみでイベント開催をすることで、関わった当事者が社会参加的経験を通して成長し自信をもてるようになると考えていた。だが試行錯誤するうちに、当事者・経験者のみで活動することはとてもしんどく、リスクも高いと思い至った。例えば、意思疎通がすれ違う可能性や、症状が悪化してしまう恐れ、イベントが予定通り開催できないなどのリスクがある。参加をもちかけた当事者に心身の負担をかけ過ぎてしまうのではないかという心配も積もった。主体的に話を進めたり、仕切ったりすることもできない。当事者・経験者の社会的体験としての参画や創造が重要と考え、イベントとしての完璧さは求めていなかったけれど、想像以上に困難を感じてしまった。

私ひとり、あるいは当事者のみではできないことがあるのだと実感した。当事者の得手不得手は偏っている。交渉など苦手な部分では当事者でない人の力を借りたいし、社会経験が少ないゆえ、おそわりたいこともたくさんある。とくに実行委員として関わってきた「かんもくフォーラム」は、当事者のみならず様々な立場の人の力が結集したからこそ、続いてきたイベントだと思う。

人との関わりが苦手だからこそ頼る・頼られる信頼関係の構築が必要であるし、症状によって窮するとき、支えや助けが必要でもある。社会的場面では、当事者の声の適切な代弁が必要なときもある。とくに私は場面緘黙傾向のみならず取り柄や能力がないから、ひとりでは何もできなかった。関わるのも、頼るのも、迷惑をかけることもしたくないから、なるべくひとりで完璧にできたら良いと強く願うけれど、そんな能力はない。頼ること、協働することは決して簡単ではないが、結果的に頼ることになり、人と関わり協働することができた。場面緘黙当事者は声をあげにくいからこそ、理解者を増やすこと、当事者でない人たちと協働することが不可欠といえる。

場面緘黙だけでなく、ほかの当事者性をもつ人たちとの関わりも大切にしてきた。発達障害、吃音、ひきこもり、不登校、精神疾患、ジェンダーなど、それぞれの苦労の中に私の苦労と重なるものがある。苦労や困難、弱さや生きづらさの重なり合いから、場面緘黙の理解だけでなく、お互いの症状や生きづらさを共有することができる。また、障害に関わる活動の先輩でもある。実際に場面緘黙と発達障害、場面緘黙と吃音などを併せもつ人たちもいる。「吃音・場面緘黙交流会」など、話すことに困難を抱える人同士ならではの交流や啓発も生まれている。お互いの苦労を自然と感じ取り合える仲間と連携し、多方面に場面緘黙を開くことは、多くの気付きをもたらしてくれる。

場面緘黙を経験した人は皆深い孤独を知っている。緘黙に関わる多くの活動には、緘黙でも活動する揺るぎない意志と、出会いやつながりを大切にするあたたかい雰囲気が流れている。

4 場面緘黙とウェブ・SNS

「本当の私」というと、誰もが「本当の私」など分からないものかもしれない。ほとんどの人は、親と友達、家と学校など、相手や状況によって少しずつ自分の出し方が変わってくるだろう。「自分探し」という言葉があるが、固定された「本当の私」など厳密には曖昧でもある。

緘黙は、そのような「本当の私」「自分探し」とは全く異なる現象であり、不安症状として話せなくなる。声や気持ちを表に出せなくなってしまう。

人は相手や状況によって、会話における自分の出し方や接し具合を微細に調節しているだろうし、私も話せる相手とはそうなる。自然とそうできることが「普通」だとしたら、緘黙の場合は（特定の状況・相手で）そもそも自分を出せなくなる。意思に関わらず自然と自分を動かせなくなる。だから、緘黙状態からはどうしても「本来の私」「話せている私」といった「ある程度自分を出せている状態」が意識される。話すことの不自由がなくなって、やっと「自分探し」としての「本当の私」を巡る土俵に上がれる。

私自身、場面緘黙による「話せなさ」「家と学校で人が変わる」現象が性格や意志と区別できず、哲学的・思春期的な「自分探し」と混同してしまっていた時期がある。今思えば間抜けな混同だが、場面緘黙を全く知らなかったことと、症状の程度が重くなく場面緘黙傾向であることが大きく影響していた。学校でも完全に話せなくなるわけではないため、どちらかというと「話せないこと」を「症状や障害」ではなく「性格や意志」寄りに考えてしまう。余計に自分を責め、自分の性質を貶《おとし》めてしまった由縁かもしれない。

「本来の私」＝場面緘黙によって抑圧された自分を、ＳＮＳでなら発露できるという人も多いだろう。匿名であれば、周りの目を気にせず発言することもできる。現実社会で人との関わりが極端に少なくなってしまう場面緘黙当事者にとって、SNSやウェブ上が大切な居場所になっている場合は少なくない。例えばTwitterには、趣旨ごとにアカウント=人格をつくり発信する一般的な利便性がある。普段、学校などで自分を出せなくなってしまう場面緘黙当事者にとって、人格を形成し発信するスタイルは、一般的な利便性を超えた深く切実なニーズをもつ。SNSやウェブ上であれば、自分の安心できる範囲での自己表現をコントロールすることもできる。あるいは、内面世界を臆せず発揮できる場合もあるだろう。SNS上で、自身の人格をあえて複数もつことで精神の安定を保つ人もいる。例えば、本来の自分、緘黙の自分、趣味を楽しむ自分など。SNSで緘黙の自分だけを切り離すことは、緘黙による自分全体への否定から心を守る方法になり得るかもしれない。

オンラインでは「声が出せなくても」「うまく話せなくても」文字を通して会話ができる。場面緘黙であっても、SNSやウェブを通して、自分を表現すること、分かち合うこと、人と関わりつながることが可能になる。

その一方、SNSやウェブ上であれ、自分を表現することに強く抵抗を感じる当事者も多いと思う。私自身、活動において広く情報伝達できるという恩恵を受けてはいるが、SNSがとても苦手だ。間接的であっても、やはり対人に変わりはないからであって、やり取りをするのにも緊張やためらいが大きい。実際には会っていないので「話せない」という場面緘黙の症状が出るわけではないが、対人の恐怖や緊張を感じ、接触を避けてしまう。不特定多数に向けて書き、晒《さら》すことに抵抗も湧く。自分の素に近い発言をするのも億劫で、実際に会って話すときと同じような嫌悪感がある。SNSで投稿や発言をしたあとは必ず「うまく言えなかった」気がしてとても後悔するし、公開されていると思うとすべてを削除したくもなる。場面緘黙であってもSNSを楽しく使いこなしている人は多いので、単に向いていないだけかもしれないが、どこまで人とつながれないんだろうと落ち込んだりもする。一方的な発信には慣れても、交流はいつまでも億劫だ。

ウェブやSNSに居場所を見出し救われる人がいる反面、場面緘黙的な対人の苦しみを伴うがゆえ、ウェブやSNS、メールやLINEさえ拒む人もいる。ウェブやSNSであっても、自身の内面を露出すること=自己表現に変わりはないから、しんどさはある。世の中には、ウェブやSNSを避ける、できない、しない(やりたくない)という当事者がたくさん存在しているだろう。

今は人との関わりをお休み中という一時的な休息ではなく、なす術なく場面緘黙による深い孤独に陥っている人もいるかもしれない。私は時折、切実に助けや人との関わりを求めているのに、どうしてもSOSを発信できない、人との関わりを断絶している、そんな状況の当事者について考える。私にもそれに近い日々はあって、そのときはすべてを拒んでしまっていた。人がこわかったし、人のやさしさを受け入れられる余裕も全くなかった。孤独な人の存在を知る術はないし、当人が他者を拒んでいたらどうしようもない。苦しさの渦中では誰の声も届かないかもしれない。それでも、「ひとりではない」といつか何らかの形で届いてほしいと、願ってしまう。

ウェブやSNSは、場面緘黙でも人とつながることができる重要なツールである。そして、当事者の交流・発信や場面緘黙界隈の発展においては必要不可欠な存在だ。「かんもくの声」も、SNSを通して多くの人とつながり、社会とつながり、活動が広がっていった。近年の場面緘黙界隈の発展は、場面緘黙という症状とウェブの力がマッチした部分によるところも大きいと思う。しかし、自身の内面の露出や人とのつながりを恐れ、オンラインであることのすべてを避け、断《た》っている人もいる。実際に、そのような話を、ご家族から聞いたことがある。

私は「声にならない声」を伝えると言いつつも、実際には「声＝言葉」として表出しているものしか追えていない。表出できないことが場面緘黙の苦しみなのだから、表に現れている声だけがすべてにならないように、意識していいたい。

場面緘黙に関わる中で、オンラインの安心感と、オフラインでのリアルな対面、その両方の必要性を感じながら活動してきた。今後、場面緘黙とウェブの関係も変化し続けるだろう。場面緘黙当事者・経験者が、オンラインでの安心地帯から、オフラインの現実世界へと移行せざるを得ないときが来ることもある。それはとても勇気を要する瞬間かもしれない。当事者・経験者が一歩踏み出そうと思えたとき、できるだけ安心感をもってアクセスできる居場所があるようにとは、活動の中で常々考えている。

5 場面緘黙とメディウム

接客販売は、交換可能な役割だ。そして、交換可能であるからこそ、担えていたと思う。匿名性とは真逆の指名的関わりを、無意識だが頑なに拒否していた。店員に顔を覚えられたくない客だった私は、お客さんに顔を覚えられたくない店員だった。実際の人との関わりの中でも、匿名的な存在でありたい欲求が強い。

仕事の重圧や責任を回避したいというより、自分の素を出さなければいけなくなることを極度に恐れていた。自分の素を出さないことは、一見、自己主張のなさに見える。だが、役割に徹することで強烈に自己を空白化しようとする力が、私にははたらいていた。素を出さないようにすればするほど、私の役割としての存在密度が高まっていく。そして、役割に徹すればするほど、過剰適応的な完璧主義と承認欲求は満たされていく。頑として自分に注目を向けさせない態度、次から次に生まれる自分を消し続けなければならない強迫性が加速し、役割と私を一体化させていく。

「素を見られること」への恐怖と生理的嫌悪感は、業と言ってもいい。身の毛がよだつのだ。話せなくなってしまうことがこわいのはある意味表面的な恐怖で、「私」という人間の核を知られることへの本能的な恐怖が身体に根を張っている。どんなときも自分を消そうとする（自分を消したら困るときも）。それが私の緘黙気質であり、緘黙体質だ。話し声には、その人の素が現れ出る。私は「私」が察知されるヒントを絶対に漏らしたくなくて、身構えている。

理由は分からない。たぶん、自分を根本から否定されることが何よりもこわいのだろう。そのような恐怖から、私は自分を消したい衝動に常に突き動かされる。顔や名前、性格など他人から存在を認められる前に、どうしても隠れたい。「少しでも喋ったらバレてしまう！（一体何が?)」から、純粋に役割になり切る無我の境地に、自ら全速力で駆けて行ってしまう。

私は話すために媒介を必要とする。役割が媒介となって、やっと話せる私を獲得する。生身の私として人に対することが苦痛ゆえ、役割と同一化することには、私が空白化されていく快感があった。話せない苦労においては、役割と同一化してしまう方が生きやすいのだ。しかし、このルートで獲得した「話せる私」は本来の私とはズレている。話せば話すほど自分を隠す構造になっているために、安心して話せているからだ。「店員」などの役割を得て驚くほど話せているとき、どこか演じる感覚が拭えないのは当然だし、演じる感覚が私を話せるようにしてくれてもいる。しかし、必死で自分を隠そうとする本能は、話せないでいた頃と何も変わっていない。話さないことから、話すことに、自分を隠す方法が変わっただけなのだ。

「場面緘黙経験者」として「活動」することも、まさに私が話せるようになるための媒介を得たと言える。皮肉なことに、場面緘黙の経験者として活動することで、私は本来の私を消していた。「かんもくの声」が饒舌になるほど、私自身の声は隠される。当事者の声を伝えたいと言うが、それは一体誰の声なのか。私は当事者の声の総体を社会に伝える媒介を目指し、社会的ミッションを嬉々として背負ってしまっていた。話せる自分、認められる自分が嬉しかったのだ。役に立てているのなら、この場所に居て良いという安心感もある。同時に、私だけの私らしさといったものを表現したい欲求に駆られ出し、活動は揺れ動き、葛藤が生じた。私という固有の人格としてではなく、役割や媒介でいたい。素の自分を出したくないのも、出したいのも、どちらも本能で、いつでも引き裂かれている。

もしも媒介そのものになってしまったら、「私、誰の言葉喋ってるの?」という結果になりかねない。場面緘黙とは真逆の現象が起こるだろう。「話したいのに話せない」が、「話したくないのに話している」と。

当事者活動には、場面緘黙に特化した自分をコンテンツ化する側面がある。役割として自分をキャラ化、コンテンツ化する点においても、場面緘黙とウェブメディアには親和性がある。ウェブやマスメディアを通して社会に発信することと、媒介を通した間接的な自己表現・自己治癒が重なってくる点にも、場面緘黙による必然性を感じている。私と場面緘黙をめぐって、発信・露出することの快と不快、矛盾や葛藤が交錯する。

期待やニーズに応えたい。しかし、加速し過ぎれば承認欲求が満たされることと引き換えに、本来の私を失くしてしまう。何年もひとり洞窟で過ごすような場面緘黙の苦しさから鑑《かんが》みると、底なしの承認欲求が生まれても不思議はない。けれど、だからこそ承認欲求のためだけに役割を果たすのではなく、あくまでも自己治癒のための通過点でありたい。そして、自己治癒のあとも、承認欲求に関わらず私は活動していたいのかと自問し続けたい。

認知度が低く、当事者の声の蓄積が極めて少ない場面緘黙の現状に、場面緘黙そのものがメディアになるべき、という活動者としての私＝「かんもくの声」の主張が思い出される。SNSでのつぶやきも、メディアだと。Twitterでは、場面緘黙の人を片っ端からフォローし、当事者同士、交流のプラットフォームにしてもらえたらというイメージでいた。それは媒介そのものでもある。「かんもくの声」の活動を通して、自分でも気が付いていなかったニーズに出会うこともあるし、活動のうえだからこそ自己表現ができる部分もある。

話せるようになっても、社会に発信ができても、恐怖はいまだ頑強なままだし、恐怖からの逃走は終わっていなかった。100％生身の私が、人と関わり、社会と接続している現実は、目眩がするほど恐ろしい。皮肉なことに、半分匿名的存在でいられる社会での役割が「生身の私が社会と接続している」という意識を薄めてくれるからこそ、私は話せる。「入江紗代」が、半分「店員」や「場面緘黙経験者」として世に紛れられることが、私自身への注目を分散し、安心感をもたらしている。社会の中で、できる限り「普通」に擬態できているかのような錯覚は私を楽にしてくれる。そして、この本を書くことは、私が役割から生身に戻ろうとする実験でもある。

話すために媒介を求め、自らが媒介となってしまう現象が、場面緘黙の人の宿命や業として、起こりうるのではないだろうか。逆に言えば、場面緘黙の人は媒介者としての素質と才能に恵まれている。媒介することは、自分を消すことでもある。橋渡し役は、場面緘黙の人が心地良く人と関われる仕組みや環境のひとつと言い換えても良い。接客業では、お店や商品とお客さんとの橋渡し役を、天職に感じることさえあった。やり甲斐や楽しさも感じたし、気が付くと私自身の人柄を認めてくれるお客さんと関わることも増えていた。

役割という媒介を得て話せるようになれたからこそ、人と関われた。多くの体験をし、人の役に立つ感覚を覚え、変化・成長することができた。仕事を通して人とつながり、活動を通して社会とつながることができた。自分の内面を表現することは困難だが、自分の外側にあるものを内に取り込んで表現することはできる。自分を出すことが困難だからこそ、媒介としての表現の中に自分が宿る。半分は素の自分を保ちながら、役割の中で周りと関わっていく。他人を受け入れることの不安に慣れていく。そのような過程が私には必要だった。真正面から自分の声・言葉で話せる私を求めながらも、真正面とは少しズレた角度、間接的な距離感に安心を覚える。身体の奥の私自身の声に耳を傾けながら、社会と場面緘黙の橋渡し役を、もう少し続けていいたい。

6 社会での居場所

世の中は家庭と学校だけが居場所ではないし、学校＝社会ではない。社会は学校より、ずっとずっと広い。だが子どもの世界は家庭と学校しかないといっても過言ではない。広い社会を垣間見る機会も少ない。私は子ども時代、学校・会社＝社会といった狭小な世界観を背負っていて、そのこと自体が将来への希望を失くさせていた。学校・会社＝社会＝場面緘黙の発動と考えていたからだ。大人になっても会社勤めをすると思うと暗澹《あんたん》としたし、生きることに意味が感じられないとさえ思えた。

成人してから、家庭や学校以外の子どもの居場所に触れる機会を得た私は、様々な居場所があることを知った。振り返ると、近所の友人たちとのコミュニティ、習い事や塾といった居場所は私にもあった。そこでは、確かに学校で話せなくなってしまう私とは少しちがう、話せる私であれた。

学校では、本当の私が覆い隠されてしまって、家では、そんな悩みを出すことができなかった。だからこそ、それ以外の人や場所に、漠然と憧れのようなものを抱いていた。私が悩みを打ち明けてみたいと夢想するとき、学校や家庭とはかけ離れた存在である必要があった。

小学生の頃、何年かに一度学校に訪れる人形劇団の人に、突如人柄と才能を認められ、巡業に連れられていく妄想をしていた。子どもは自分で生きる環境を変えることができない。都合の良い現実逃避だけれど、学校では存在さえ認められていないと感じていた私にとっては、切実な願いだった。

場面緘黙の人にとって、今までの自分に関係のない第三者的な場や存在は鍵になるだろう。学校にも家庭にも、それぞれ「こう思われている自分」像が固まってあるからだ。支援や治療の場は、ともすれば「話せるようにならなければいけない」「話すことを期待されている」という気持ちがプレッシャーとなることもある。私が話せないことなど全く知らない人と偶発的に出会うことは、話せる可能性をもたらす。
児童館、プレーパーク（冒険遊び場）など、子ども自身がアクセスできる地域に開かれた場所もある。学校でも家庭でもない居場所を見つけ、信頼できる大人に出会い、好きなことに没頭できたなら、私が子どもの頃に得られなかった居場所や、切実に求めていた「今を生きること」を満たし得るのでは、と感じる。

成人当事者の社会での居場所はどうだろうか。現在、成人当事者を対象とした居場所・専門機関はほぼ存在しないが、当事者交流会などの開催は以前より増えている。場面緘黙や趣味などを通じてＳＮＳで交流する人もいるだろう。言語化し、発信して、自分に合ったツールでつながる。過去の体験を振り返って自分に合う居場所を選ぶ。それらは、成人だからできることでもある。過去の体験を振り返ることで、自分にとっての高すぎず低すぎないハードルを見極めやすいし、快不快の判断ができることもある。

成人当事者に必要なのは、安心して場面緘黙やその後遺症と共存できる居場所ではないだろうか。周りの理解が保証されている環境であれば、何かやってみるとき「症状が出ても大丈夫」と思えるし、人と安心して関わることができる。私が生きやすくなっていくには、コミュニケーションの経験値を上げながら人との関わりの中で成長すること、未知の自分と出会っていくこと、関係性を築くこと、自己否定を軽減し自尊心を養うこと、トラウマを吐き出して癒すこと、経済的に自立して暮らしていくこと、場面緘黙を通した自己表現をしていくことが必要だった。それらはすべて、成人してから同時的に起き続けた。

例えば、ゆるやかにボランティアやアルバイトをすることで、半分社会人になるような就労支援に思いを巡らせる。一度、対人恐怖やひきこもりに近い状態になってしまうと、いきなり社会に出ていくことはとてもしんどい。働く一歩手前の社会参加として、理解ある環境で、当事者が安心して半歩ずつ踏み出せる居場所が欲しい。

また、当事者が自立するためには、安心して長期的に働ける環境や支援が必要だ。その一方、社会との関わりが継続的・長期的でなければならないという前提はしんどいので、そうでなくても大丈夫な働き方・居場所が欲しいとも感じる。自分の選択と責任において、疲れたときは休める。そして余裕や元気が出てきたら、またコミットする。話せなくても社会で人の役に立てる場所や方法も模索したい。

私はどんなときも否応無く社会の中にいるが、しんどいときは距離を取れることを望む。しんどいときは自ら他人、外界、社会にはたらきかけなくても良いし、余裕ができたときに自分なりの関わりができれば良いと考えている。しかし、それは経済的な自立とは相反する理想でもある。現実はきびしいけれど、まだまだこれから変わっていく余地があると思いたいし、声を発していく必要がある。

現実社会において、私にとっての「社会」が立ち現れるとき、場面緘黙が引き起こされる。それは学校かもしれないし、職場かもしれない。集団かもしれない。場面緘黙は社会との関わりの中で起きる。だからこそ、社会との関わりが重要となってくる。社会における場面緘黙当事者の居場所には、社会規範や今の社会のあり方を少しズラすことが必要かもしれない。発話の必要が少ないアルバイトなどを選び、自覚的に交換可能な役割に身を置いてみる選択もあるが、職場環境などが分からず賭けになりがちだ。少しずつ慣れていけること、少人数であること、直接対面ではなくすること、発話や動作のプレッシャーを軽減すること、といった環境整備・社会モデル的な仕組みや支援などが求められる。また、成人の当事者支援として、当事者と専門家だけでなく、地域や福祉、医療、家庭や職場などが連携していく必要もある。

当事者の本能的な回復への志向が、その人なりの社会との関わり方へと導く部分もあるだろう。同時に、出会いの運や縁といったものだけに左右されず、多くの当事者が安心して生活できるよう、場面緘黙の人に寄り添う制度や環境を整備することが大切だと思っている。

7 場面緘黙の存在意義

学校の教室で、ヒエラルキーの高い人たちは、いわゆる「コミュ強（＝コミュニケーション強者）」と言われることが多い。反対に「コミュ障（＝コミュニケーション障害・人とのコミュニケーションが非常に苦手な人）」と言われてしまうのは、口数の少ない大人しい人たちだ。コミュ強の人たちは、身体で表現するのが得意だ。大きな声で笑う、足踏みをしてリアクションするなど。目立つことを厭《いと》わないので、外から分かりやすいという点では警戒されにくい。対してコミュ障と言われる人たちは、身体で表現するのが苦手だ。感情表現も控えめだし、声も小さい。目立たないようにするので外から何を考えているのか分かりにくく、見下されたり警戒されたりしてしまうこともある。

教室社会では、空気を読める度よりも、身体で表現できる度が高い方が、社会性があるとみなされやすい。それは学校が、集団社会であり、比較競争と評価の場所だからかもしれない。必然的に目立つこと＝強いことになってしまうのだろう。

空気を読むとは、振る舞いや言動で同調圧力を維持することでもある。いくら空気を読んでいても、何もできず固まっていれば、空気を読んだことにすらならない。

学校的なひとつの基準に落とし込んで評価するための比較、競争。コミュ強と言われる人たちは、そのような現実を受け入れている。学校というある意味不自然な場所を不自然と感じさせない存在となり、自然体をうまく演じられる人がコミュ強なのだろう。コミュ強の人たちは、教室内に相応しい自分の「キャラ」をつくり、適応していく。そのように、無意識に自然体を演じるためには、目立つことを厭わないパフォーマンス力が必要で、それは場面緘黙と正反対に位置している。


私は学校で、どうしても自然体を演じられなかった。自然体を意識すればするほど、ぎこちない非自然体がむき出しになる。目立つことを何よりも恐れながら、ただ固まっていた。教室内「キャラ」もつくれず、話せず、うまく演じられない自分の不器用さを恥じた。全く溶け込めない周囲とのズレは、私を教室の異物に感じさせた。

同時に、場面緘黙の人の存在は、否が応でも教室社会の不自然さを露呈してしまう。その場のルールに則っている人たちの存在意義を、根本から揺るがせてしまう。あるいは、自然体や自然体で居られる環境とは、人それぞれちがうということをおしえてくれる。「話す・人と関わる」という人間の本能的な欲求に従わない一見理解不能な姿は、得体の知れないものとして周囲への恐怖を生む。

場面緘黙の人たちは話せないことで、頑固、無礼、生意気、反抗的、何を考えているのか分からない、逆らわないなどと受け取られてしまう。からかわれたり、いじめられたり、叱責されたり、煙たがられたりすることもある。そのような酷な扱いや態度の奥には、自分たちが内面化し則っているルールを覆されるかのような恐怖や、理解不能の存在に対する恐怖があるのかもしれない。場面緘黙当事者の「ルールに乗りたくても乗れない苦しさ」は、外側からは見えにくい。「普通」を過剰に求め過ぎて緊張した身体が、逆に「普通」を揺るがし問い直してくる。

場面緘黙の人を目の当たりにしたとき、「当たり前は本当に当たり前なのか」「普通とは何なのか」を突き付けられる。そして、とうの場面緘黙当事者は、「当たり前とされている当たり前を当たり前に生きたい」という強い「普通」へのこだわりにとらわれている。社会規範にとらわれているのに、その規範を全うできない葛藤に引き裂かれ身動きが取れない。私は、最も「普通」にとらわれているからこそ、最も「普通」のことであるとされる「話すこと」ができないのかもしれない。あるいは場面緘黙であることが、「普通」へのこだわりを生み、その希求を強くしているのかもしれない。

教室の中では、コミュ強として生きても、自分でつくった「キャラ」を演じなければならないのだろう。非自然体を自然にやってのけてしまうことがコミュ強の自然体なのかもしれない。対して、場面緘黙やコミュ障は、キャラを演じられない苦痛や、押し付けられた無口キャラを生きねばならない。場面緘黙に限らず、非自然体を自然にやれないことの生き辛さは、現在の日本の社会ではどうしても際立ってしまう。一般的な社会のレールの上を歩いて行くとき、とても不利になってしまう。

場面緘黙は、社会不適応や異端とみなされると同時に、社会において「普通」や「当たり前」とされるものを問い直す稀有な存在になり得る。場面緘黙当事者自身が望むと望まざるに関わらず、緘黙状態を晒《さら》すことは常識や固定概念を揺るがしていく。周りの人たちに、今までにない気付きをもたらすこともある。決してそれを快く思う人ばかりではないだろうが、私にとってそれは希望である。

場面緘黙という現象に何らかの存在意義があるとしたら、「当たり前とされている前提の根本を問い直す」ことかもしれない。「話すこと」だけが主なコミュニケーションの方法ではないし、「話さないこと・話せないこと」で責められる理由もない。

例えば、セクシャルマイノリティの人たちが「当たり前」とされていた男女性別二元論を、性は多様なものであるという認識へと、徐々にだが確実に変えていっている。それは当事者のみならず多くの人に影響を与えているし、すべての人が当事者なのだというメッセージにも感じられる。「場面緘黙」「うまく話せない人」「あまり話さない人」「不安や緊張が強い人」が、今よりもう少しだけ当たり前に受け入れられるような社会を志向していきたい。

話すことにおいて、当然の如く「対面で話す」だけが「話すこと」なのであろうかと、問うてみても良い。ひとりの人がもつコミュニケーションの方法とその選択肢は、本当はいくつもあるはずだ。心身の状態や状況、相手との関係性などによって、話し方や伝え方を変えても良いと、私は思う。例えば、会話から、音声発話アプリや電子メモの利用、紙による筆談、LINEなどでのやり取りへの変更は、場やお互いの了承があれば可能になる。ひとりの人の中に、様々な場面で話し方や伝え方を使い分ける前提があっても良いと思う。あるいは、場面によって話せる度合いは皆揺れ動いているという前提があっても良い。現在はそういった文化が全くなく、ツールの利用や対話方法の変更といったことを自ら言い出しにくい。注目されてしまったり、自身の場面緘黙のカミングアウトとも関わってきたりしてしまうゆえ、当事者にはつらい現状だ。

社会において「常識」「当たり前」とされていることが、知らぬうちに当事者を追い詰めていることは多い。確固たる社会通念を根本から見直すことは容易ではない。だが、場面緘黙に焦点を当て場面緘黙の人が生きやすい社会を模索することは、多くの人が今より生きやすい社会を見つめることでもある。場面緘黙だけにとどまらず、そんなはたらきかけができたら良いと思う。

8　場面緘黙と生きる

もしも場面緘黙が治って話せるようになっても、私は生きづらいのではないだろうか。また別の生きづらさにぶち当たるのではないだろうか。あるいは、社会に出ることで過酷な体験が待ち受けているのではないだろうか。自殺者は年々増えていて、胸のちぎれそうなニュースが溢れている。輝いて見えた同級生たちも、就職した後に心を病んでいる。やりたいことを邁進した知人さえ、体を壊している。昔不登校やひきこもりだった人たちは、ＳＮＳでも見かけない。この社会で、本当に幸せに生きるってどういうことなのだろう。現実社会への恐れは高まるばかりだった。

昨今は、様々な人との関わり方が存在する。固定された働き方や家族のかたちにこだわらない人も増えてきた。けれど、私は子どもの頃から、恋愛して結婚して出産して家庭をつくって仕事もしてというイメージを呼吸するように刷り込み・刷り込まれてきている。時代が変わっても、心の底で疼《うず》き続ける「私には成し得ない」という感情はなくならない。社会構造や時代背景と、その変化による生きづらさが欠乏感を生み出していて、私はそれと闘わざるを得ない。あるいは、親の世代やその前の世代からの様々な連鎖を背負ったり、断ち切ったり、変革していかなければならない。

新卒で就職するといういわゆる「普通」のレールから早々と降りてしまった私だが、たとえ場面緘黙に足を引っ張られなくても、何かしらの生きづらさにぶつかっただろう。社会への不安を抱えながら、時代の波に飲まれながら、場面緘黙を生きていく。それは、いったいどこまでの暗闇なのだろう。漠然とした不安に、幾重にもくるまれているようだ。

場面緘黙は、現代の生きづらさを濃縮したような症状だと感じることがある。最近の若者は、失敗や成功の体験が少なくて、自己肯定感が低い。空気を読み合う風潮が強くて、迷惑をかけまいと周りの目を気にする。実際の人との関わりが希薄でコミュニケーションが苦手である。

正社員として新卒で就職することのハードルは高いが、一度そのレールから外れたら戻ることはできない。現在三十代の私の世代はそんな風に言われることが多かった。もちろん場面緘黙は不安症状であり、このような一般論とは全く別の苦労である。だが、現代の生きづらさの風景は、場面緘黙の苦悩と重なるところもあるのではないだろうか。場面緘黙を知らないでいた私は、世の生きづらさと、場面緘黙の間を彷徨って生きてきた。

また、ひと昔前は「場面緘黙で」諦めざるを得ないことがあったとしたら、現在は「場面緘黙でなくても」「話せるようになっても」諦めざるを得ないことが多いのかもしれない。このことは、現在の場面緘黙当事者にとっては何重もの苦労としてきびしくのしかかる。しかし、刷り込まれている将来像を諦めるのではなく、場面緘黙傾向な私のままで、自分らしく過ごす道を見つけていくこともできるのではないだろうか。

私にとって「普通」のレールから降りることとは、何かを諦めていくもの悲しさから、新しくなっていく清々しさへと変化してきた。穏やかに過ごすにはどうすればいいか。考えながら、ひとつひとつ日常の中で試行錯誤してきた。刷り込まれたイメージへの疑問を捨てず、納得を求め自問自答した。かつて私を死へ追い込むほどの劣等感であった異質性が、独自性や自分らしさへと転換できるかもしれない。人とちがう私を好きになり、人とちがうやり方で幸せになる。本当は始めからそうしたかったのに、それを許せない自分が自分に烙印を押し続けていた気もする。私は成人し、日々失敗し傷つきながらも、自分なりの充実と平穏の両立を模索した。

すべてを自分のせいにするのではなく、親や学校や社会のせいにするのでもなく、あるいは場面緘黙を免罪符にするのでもなく、考えたい。社会構造や歴史的背景、政治や経済などがもたらしている影響から逃れられる人はいないし、私もそのひとりだ。社会も他人も私の鏡で、私はいつでも相手の中に自分を見ていた。忌避したいときは忌避すべきものとして、生かされているときは生きていくために必要な存在として、感じ取っていた。現代は、様々な苦しみをもつ当事者たちが、生きやすさを求めていく風潮もある。

「暗くて冷たい工場の中、ベルトコンベアーで流されていくおにぎり」という映像が頭から離れない。まだ物心ついたばかりの頃、社会への恐怖、絶望とともに頭に浮かんだ風景だ。私はどうしたって、将来大量に出荷されるであろう完璧なおにぎりでいなくてはならない。その中でも、とくに完璧でいなければ価値がない。でも、それが一体何のためなのか理解できない。私は社会や会社の歯車になりたくはない。社会に出る必要性を一応理解してみても、納得できないし、腑に落ちない。生きることが腑に落ちていないから、全うできない。

ずっと家にいて、大好きな人に飼い猫みたいに養われていたいと思ったけれど、現実逃避なのだろう。一生傷つかない場所に居たい。だけど、生活に困らずスポイルされていたら、私は閉じ続けていたし、今のような幸せは得られなかったと思う。

人に嫌われたくないから人と関わらない。そうすると、誰にも嫌われないかわりに、誰かに好かれることもない。対話がこわいから、本音は言わない。そうすると、関係は平行線のままだ。傷つけたくないし、傷つきたくないから発信しない。そうすると、何も発信できなくなる。切実な掠《かす》れた声は、この世にないことになる。

場面緘黙が出るのが嫌だから、人と接することを完璧に回避する。そうすると、人とのつながりがなくなって孤独で死にかける。発症に怯えながら無理をして働く。生活はできるけれど消耗し、死にかける。吐き下しが怖いからもう何も食べたくない。だけど何も食べないでいたら死ぬ。

場面緘黙だった私は、誰にも見つけてもらえなかったし、誰も見つけられなかった。傷つく恐怖から、孤独を望んでいたからだ。そして孤独だから、人との関わりを切望していた。恐怖が少しずつ薄れていくとき、人と関わりたい気持ちは少しずつ色濃くなっていく。時間をかけて、そういうことが起きていたのだと思う。

ひとつひとつを、腑に落ちるように歩んできたわけじゃない。漠然としたまま固まっていた外界への不安や恐怖に、直接触れながら、本当に少しずつだが、溶かしていった。

昔は、買い物をすれば店員に何か思われていそうで嫌だったけれど、自分が店員になってみたら、お客さんのことをそんな風に気にすることはなかった。仕事としてこなしていたり、店員として純粋に楽しくお買い物してほしいだけだったりした。人を会社や社会の歯車として扱うような場所ばかりではないし、やさしくてあたたかい人の集まる場所もたくさんある。すべての希望が叶う場所はないけれど、自分が求める「穏やかに過ごせる」場所は、探せばきっとあると思えた。

話すことは話すことでしか乗り越えられなかったし、社会や対人への恐怖はそれと対峙することでしか乗り越えられなかった。とても苦しいことだったけれど、踏み込んでみたら想像したほどの恐ろしさはなかった。周りの人たちはいつでもやさしくて、ただただ自分との闘いだったような気もする。ひとりでこわがっていた時間が長すぎて、自己否定を積み重ねすぎて、それからたどり着いたところ。そこに、自分より自分を叩く恐ろしい敵など見当たらなかった。

社会や他者は場面緘黙を発動させる史上最強の敵だったはずだ。だが、社会に出ること、他者と出会うことは、むしろ私の場面緘黙を改善させてくれた。今は、この社会にこそ、他者との関わりの中にこそ、生かされていると感じる。すべてが煩わしく他人事で無関係だった時が終わって、ようやく社会や他者への責任とともに、私と様々な人や事との関係が生まれてきた。無関係には生きていけないからこそ、意識していたし、忌避していたのだと思う。そして忌避すべきものだったからこそ、関わっていきたいとも思う。

社会とも自分とも誰かとも、自分なりの距離を取って、やっていけたらいい。こちらから強く理解を求めるだけではなくて、当事者の自助努力だけで解決していくのでもなくて、お互い歩み寄りながら対話をしたい。自分は自分であり、社会の一部である。社会へと、対人へと、いきなり飛び込んで行けるかどうかは別として、いつかは直面するだろう。その予感にずっと怯えていた。他者と関わり、社会に生きる私を受け入れられる自分になることに、とても時間がかかった。飛び込む瞬間が、いちばんこわい。それから私は、その瞬間よりこわいことはほとんど経験せずに今日を迎えている。

あとがき

目の前に広辞苑がある。
私が過去に言えなかった言葉は、このくらいはあるだろうな、と思う。同時に、言えなかったぶんの不安やこわさも、このくらいあったのだな、と。それって結構激しいことではないだろうか。

場面緘黙の人の印象とは真逆かもしれないけれど、私は激情家だ。実際、場面緘黙の人たちは激しい不安に苛まれている。

そして、私は劇場型でもある。人に恵まれ、与えられた状況や役割が、相互作用のもと、私を照らし、話せるようにしてくれた。見られたくないけど、見られることで、生き延びてきたし、人と関わりたくないのに、人との関わりの中で、生かされてきた。ひとりでは、話せるようになれなかった。

激情・劇場に振り回されることが止む気配はないけれど、楽しさや穏やかさ、幸せを感じることは尽きない。

私の書いた文章が、もしも誰かの激情に重なる瞬間があるのならば、嬉しい。

半年以上、私は本書の執筆に手をつけられないでいた。自信がない私は、こき下ろされる恐怖に取り憑かれ、書き出すことができなかった。そして、半年にわたってネガティブなシミュレーションを味わい尽くし、何も始めていないのに、すべてがどうでもよくなるほどに疲れ果ててしまった。そんな状態になって初めて、やっと重い腰が上がる。それからは、毎日過去の記憶を掘り起こし、言葉にしていった。自分の素や、未熟さを晒すことへの強烈な嫌悪感と自意識、過去の出来事のフラッシュバック。いつも逃げたくなったが、場面緘黙について知ってもらいたい、場面緘黙について考えてもらえるきっかけをつくりたいという動機だけが、私の筆を進めさせた。限界さえ感じながらも書き続けることができたのは、場面緘黙という濃い私ごとと、勝手に背負わせてもらっている場面緘黙経験者としての社会的役割が重なっているからだろう。

14歳の頃、生きることをこれ以上続けられないと感じた。そんなとき、私は言葉に命を救われた。心の底で、最後のひとかけらの希望を失わずにいられたのは、好きな本や音楽や映画の中の言葉たちのおかげだった。同時に、私と同じような悩みをもつ人がいるならば出会いたい、言葉を届けたいと切に願った。孤独な私は、誰かに「あなたは孤独ではない」と語りかけたかった。話せないことで傷ついた自分を、責めないで、否定しないで、嫌わないで、と。それは、私自身の願望でもあったし、苦しい中、多くの言葉や出会いに救われてきた気持ちのあらわれでもあった。きっと、14歳の私は今も世界中にいる。

やっとのことで原稿を書き終わる段にたどり着き「ようやく、今日で終わりそう」という日。チェーン店のカフェで作業していたとき、少し離れた席から「場面緘黙」の言葉が耳に入ってきた。街中で誰かが話題にしているのを聞くのは初めてだ。少しずつだが社会的な認知度が向上していると思うと、胸にこみ上げるものがあり、感慨深かった。

もうひとつ、同じ日に初めて入ったラーメン屋でも、感慨深いことが起きた。「麺固め、スープ濃いめ」といったオプションのオーダーが、人生で初めてできたのだ。店員さんが、何気なく自然な感じで聞いていてくれたおかげだったと思う。一連の流れの中で、自分でも意識せず伝えられた。密かに興奮しながら、「やればできるじゃん」とすごく嬉しかった。

ほんの些細なことにも気持ちが燃え上がり、かき乱される。大きな振れ幅で一喜一憂しながら、何に関しても捨て身の覚悟で、それでもやってみたりしてきた。

この本は、誰かの何かに役立つものではないかもしれない。具体的な治療や支援の話でもない。あくまで、私の場合の話だ。だから、是非、私の場合はこうだった、とひとりひとりが語り伝えていってほしい。本書を読み、自身の場面緘黙について、自身の体験について、語りたくなった人があらわれたなら、とても嬉しいし、語り合いたいと思う。

場面緘黙の悩みを誰にも話せなかったときは、本当に苦しかった。パートナーや、場面緘黙やその他の症状でつながった人たちに、生きづらさを言えるようになったことは、私をとても生きやすくしてくれた。あいさつがうまくできなかった、話しかけるタイミングがつかめなかった、言うべきことを言えずミスをしたなど、たとえ解決しなくとも、言えることで、気持ちが楽になっていく。緘黙であることの自虐や内省さえ、軽口として叩き合える、そんな身近な人の存在に救われてきた面もある。

場面緘黙の人は、症状ゆえ、困難を伝えたり、ぼやいたり、助けを求めたりすることに、大きな心理的抵抗をもっている。話したいけど、話せないため、場面緘黙であることを話すことには、二重の苦しさがある。普段から人にぼやく習慣はもちにくいし、打ち明ける勇気や、助けを求める気概の前に、症状が立ちはだかる。そのため、容易に孤独に取り込まれてしまう。誰にも理解されないという気持ちが強くなれば、今度は三重の苦しさに陥ってしまう。

だからこそ、日常の中で、生きる苦しみの核の部分を、気軽に共有しやすい仕組みや関係性が重要になってくる。2018年に設立された場面緘黙当事者団体「言の葉の会」では、LINEやウェブ上のサービスを用い、当事者同士が気軽に交流できるような運営を行なっている。オフラインでの交流会でも、当事者が参加しやすくなるよう、配慮や工夫がなされている。

また、場面緘黙は発達障害者支援法の対象である（医学的区分では「（神経）発達障害」に含まれない）。学校教育においては、特別支援教育の対象となっている。学校や職場には、障害者差別解消法により、合理的配慮の提供の義務が示されている。認知度が低い現状ではあるが、当事者には配慮や支援を求める権利・選択肢がある。

場面緘黙の診断基準については、特定の状況（例えば、家庭）で全く自由に話せるのに、特定の状況（例えば、園や学校）で話せないことが1か月以上続く状態を言う。家庭ではごく普通に話すのに、幼稚園・保育園や学校などの社会的な状況で声を出したり話したりすることができない場合が多い。場面緘黙は不安障害であり、適切な支援や治療など、早期の発見と対応が必要である。小児の場合には、家庭と園・学校の連携、スモールステップによる支援が重要視されている。

名称については、日本語版DSM－5（アメリカ精神医学界による精神障害の診断・統計マニュアル）では、長らく「選択性緘黙」とされてきた。しかし、選択性という表現が様々な誤解を招くこともある。例えば「自ら話さないことを選択している」などの誤解が起きやすいため、専門家や当事者から、名称の変更を求める動きが起きていた。現在、正式な病名はICD－11（世界保健機構による国際疾病分類第11版）の規定により「場面緘黙症」に決定した。一般には「場面緘黙」「かんもく」なども使われている。

研究・支援体制においては、日本よりも海外での取り組みの方が進んでいる。いまだ解明されていない点も多い現状だが、関係者の努力によって、国内でも徐々に研究が進んでいる。また、成人の当事者に対する研究・支援体制は整っていないが、場面緘黙児への専門的な支援に関しては、関連書籍が出版されている。ちなみに、場面緘黙の概念は20年以上前から存在しており、近年新たに名付けられた症状などではない。

2010年辺りから、場面緘黙関連の書籍の出版や、メディアで取り上げられる機会などが増え、社会的認知度が上がり始めたように思う。ちょうど、発達障害を始めとした様々なマイノリティの声に注目が集まっており、そのような現象はウェブやSNSの隆盛とも相まっていた。そんな時代の渦の中で、場面緘黙も少しずつ社会に顔を表してきた気がする。私が場面緘黙を知ったのは2012年なので、まさに、そのような流れのなかで知ることができた。しかし、書籍が出版され、メディアが取材対象として認知するまでには、かんもくの会やかんもくネットをはじめとする、先人たちの並々ならぬ努力と貢献が不可欠だったのだと思う。

近年は、親の会や、啓発・交流などの活動をしたいという当事者・経験者、支援者・研究者を目指す人なども増えてきたようだ。当事者会や親の会も、まだまだ全国各地には届かないが、確実に裾野が広がっている。2013年には、当事者をはじめ、様々な立場の人が集まり、よりよい解決の道を研究するための会として、日本緘黙研究会（2019年より日本場面緘黙研究会）が設立されている。2015年には啓発・交流を主としたイベント「かんもくフォーラム」の開催が始まり、過去4回開催されてきた。また、2018年には、行政や学会などにはたらきかけるため、場面緘黙に関わる活動を行なう複数の団体で場面緘黙関連団体連合会が結成された。当事者・経験者によるSNSやブログでの発信・交流も増え続けている。場面緘黙の人たちの心の風通しが、少しでも良くなるような居場所や選択肢が増えることを願っている。

こんな人間が活動などしてもよいのだろうかと、いつも怯えているが、微力ながら今後もできることをしていきたい。私なんかでも、役に立てているのかもしれないと感じる瞬間に、救われてもきた。激情と劇場、自分の気持ちと置かれている環境を大切に整えながら生きることが、これからも私を助けてくれるだろう。

このような本を書かせていただいたこと、本書の製作に関わってくださったすべての皆さまに、そして、読んでくださった皆さまに、心より感謝いたします。

入江　紗代

●著者紹介

入江 紗代（いりえ さよ）

1984年岐阜県生まれ。早稲田大学第二文学部表現・芸術系専修卒。2014年より「かんもくの声」として、場面緘黙経験者による発信・活動を行っている。かんもくの会、かんもくネット、日本場面緘黙研究会会員。かんもくフォーラム実行委員。

かんもくの声
https://www.facebook.com/kanmokunokoe

かんもくの声
©2020
2020年3月1日　初版第1刷発行

著　者　入江　紗代
発行者　杉本　哲也
発行所　株式会社学苑社
東京都千代田区富士見2-10-2
電話　03（3263）3817
Fax.　03（3263）2410
振替　00100-7-177379
印刷　藤原印刷株式会社
製本　株式会社難波製本

検印省略

乱丁落丁はお取り替えいたします。
定価はカバーに表示してあります。

ISBN978-4-7614-0813-8　C0036

場面緘黙支援の最前線
▼家族と支援者の連携をめざして
B・R・スミス／A・スルーキン 編　J・グロス 序文　かんもくネット 訳●A5判／本体3600円＋税
場面緘黙における最新の海外研究結果を踏まえ、最も効果的な支援の方向性を示した。

学校における場面緘黙への対応
▼合理的配慮から支援計画作成まで
高木潤野 著●A5判／本体2000円＋税
数多くの場面緘黙のケースと関わってきた著者ならではの実践をもとに、学校でできる取り組みやアセスメントの視点を紹介。

場面緘黙Q＆A
▼幼稚園や学校でおしゃべりできない子どもたち
かんもくネット 著　角田圭子 編●B5判／本体1900円＋税
72のQ＆Aをベースに、緘黙経験者や保護者らの生の声などを載せた110のコラム、そして17の具体的な実践で構成。

どうして声が出ないの？
▼マンガでわかる場面緘黙
金原洋治 監修　はやしみこ 著　かんもくネット 編●A5判／本体1500円＋税
「なぜ声が出ないのか、どうすればよいのか」を具体的にマンガで説明。適切な対応の手引き書となる。

なっちゃんの声
▼学校で話せない子どもたちの理解のために
はやしみこ ぶんとえ　金原洋治 医学解説　かんもくネット 監修●B5判／本体1600円＋税
「どうしていつもしゃべらないの？」子どもたちの疑問にやさしく答える絵本。場面緘黙を理解するための医学解説も収録。

先生とできる場面緘黙の子どもの支援
C・A・カーニー 著　大石幸二 監訳　松岡勝彦・須藤邦彦 訳●A5判／本体2200円＋税
短時間で記入できる質問紙やワークシートによる評価方法、行動理論に基づいたアプローチによる解決方法について。

親子でできる引っ込み思案な子どもの支援
C・A・カーニー 著　大石幸二 監訳●A5判／本体2200円＋税
引っ込み思案を克服するためのワークシートを活用した練習方法、ソーシャルスキルやリラクセーションなどを紹介。

吃音と就職
▼先輩から学ぶ上手に働くコツ
飯村大智 著●A5判／本体1600円＋税
「就職」という大きなイベントに、悩みながらも吃音と上手く向き合い働いている20人の声を紹介。

成人吃音とともに
▼文章と写真と映像で、吃音を考える
北川敬一 著●A5判／本体3200円＋税
さまざまな吃音に関するインタビューから、進学、就職、結婚を考えていく書。付録に60分インタビューDVD。

自分で試す 吃音の発声・発音練習帳
安田菜穂・吉澤健太郎 著●A5判／本体1600円＋税
吃音の理解を深め、余分な力を抜いたゆっくりな話し方を日常の困る場面で使えるようにするための書。

吃音の合理的配慮
菊池良和 著●A5判／本体1800円＋税
「法律に基づいた支援」を念頭におき、効果的な吃音支援を実現するために、合理的配慮の具体例や法律そして資料を紹介。

〒102-0071 東京都千代田区富士見 2-10-2
https://www.gakuensha.co.jp/
学苑社
TEL 03-3263-3817　FAX 03-3263-2410
info@gakuensha.co.jp